马大正50年临证验案自选集

马大正 著

妙法巧治案

U0334499

全国百佳图书出版单位

中国中医药出版社

· 北京 ·

图书在版编目（CIP）数据

妙法巧治案 / 马大正著 . — 北京：中国中医药出版社，
2022.9
（马大正50年临证验案自选集）
ISBN 978-7-5132-7715-0

Ⅰ . ①妙… Ⅱ . ①马… Ⅲ . ①中医妇产科学 –
医案 – 汇编 – 中国 – 现代 Ⅳ . ① R271

中国版本图书馆 CIP 数据核字（2022）第 131760 号

中国中医药出版社出版

北京经济技术开发区科创十三街 31 号院二区 8 号楼
邮政编码 100176
传真 010-64405721
河北品睿印刷有限公司印刷
各地新华书店经销

开本 787×1092 1/32 印张 9.75 字数 160 千字
2022 年 9 月第 1 版 2022 年 9 月第 1 次印刷
书号 ISBN 978-7-5132-7715-0

定价 45.00 元
网址 www.cptcm.com

服 务 热 线 010-64405510
购 书 热 线 010-89535836
维 权 打 假 010-64405753

微信服务号 zgzyycbs
微商城网址 https://kdt.im/LIdUGr
官方微博 http://e.weibo.com/cptcm
天猫旗舰店网址 https://zgzyycbs.tmall.com

如有印装质量问题请与本社出版部联系（010-64405510）
版权专有 侵权必究

自序

《马大正50年临证验案自选集》出版在即。此书对我来说，只是个人从医生涯的一个阶段性小结！

说是50年，其实只是一个约数，因为我真实的从医时间应从1969年开始。如此算来，应该已有54年了。

作为1949年生人，54年的从医经历不算短暂。我接触中医，还要从"文革"时期社会风行"一根针，一把草"治病说起。由于父母在运动中受到冲击，被运动边缘化的我开始对中草药感兴趣，尤其对中草药穴位外治法感到神奇。我买了许多中草药小册子，对相关内容做了札录。在知识青年支边大潮来临之前，母亲建议我学一点医学知识，说是今后或许用得着。我联系了在工人医院针灸科工作的表姐，有了3天暗中旁观的机会，因为当时"工宣队"已经进驻医院，私下带学

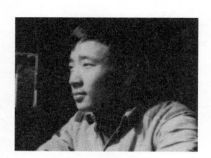

马大正青年照

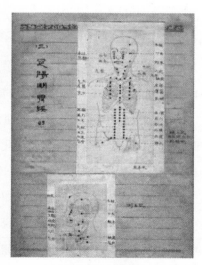

自己动手描摹的解剖穴位图

生是禁止的。1969年9月11日，读完高中一年级的我离开温州到黑龙江七台河特区东风公社万龙一队插队当农民。临走之前，我借用同学的一本针灸穴位小册子描摹了全身的经络穴位图，又向错划为"右派分子"的一位小学老师借来一部没有封面的承淡安的著作——《中国针灸学》，买了些针具，开始在自己身上试针，同时在生产队免费为农民医治疾病。

我的第一位病人，便是生产队卫生员的夫人，而这位卫生员在生产队里只是一个消炎药和止痛药的销售员。当我针到病除，解除了卫生员夫人的牙痛时，所有围观的村民都对我另眼相看。我每天坚持干完农活、晚饭之后免费为村民针灸，应诊者日渐增多。1970年秋夏之际的一场饮用水污染，导致村里痢疾大流行，虽然使用了特效药物氯霉素、痢特灵，但仍然有许多患者无法治愈。我运用学到的新针疗法，迅速治愈他们的病痛，一时名声大噪。用针灸能解决细菌感染性疾病，对我的触动很大。此后，我接触了更多北方农村的其他多发性疾病，用针灸解决了咳嗽、哮喘、慢性支气管炎、腰腿疼痛、头痛、胃痛、落枕、呃逆、急性肠胃炎、急性阑尾炎等疾病。而让我声名远播的，是我用针灸治愈了失明3年、丧失工作能力的71岁木匠李某，治好后他在月夜里已经可以看清空中的电线。他平日弃杖而行，就是为我免费打了活广告。我的事迹还在七台河特区广播了，求诊者更多，有来自邻县的农民。随着求医村民的增多，经过生产队"革委会"的讨论，让我有半天时间上门去为村民针灸治病，人们开始称我"马大夫"。

随着七台河特区的建制改为市，需要增加大量城市人口，由于我有行医特长，1972年被分配到七台河市粮食系统卫生所工作，从此开始参与医疗活动，病人以粮食搬运工人为主，接触到如腰部扭伤、关节疼痛等疾病，有时也用小儿推拿的方法为职工的子女治病。

1974年，我放弃全民所有制编制，作为集体所有制编制人员调回到温州市永嘉县罗溪公社卫生院工作，开始接触南方农村的许多流行性疾病。除了门诊、值夜班之外，还要在公社的山区巡回出诊，要开始做独当一面的医疗工作。我自学《实用内科学》，充实西医学知识。用中西医解决麻疹、腮腺炎、肺炎、肝炎、胆囊炎、胰腺炎等疾病，用中药治愈了痉挛性斜颈和牛痘疫苗所致眼睑牛痘案。

1977年10月21日，中国各大媒体公布了恢复高考的消息，中断10年的高考又要重新恢复，并透露本年度的高考将于一个月后在全国范围内进行。这次高考成为百万国人破除年龄、婚否、出身限制，而逆转命运的一次良机。我请假复习荒废了10年的从初中到高中一年级的课程，自学高二、高三的课程，便匆忙应试。考试分为初试与复试，初试淘汰了相当多的人，然后再参加复试。当年有570万考生走进曾被关闭了10年的高考考场，而全国大专院校录取的新生才27.3万人，录取率只有4.9%，包括4万名各类大专班录取的学生，创造了1952年实行统一高考以来最低的录取率，也是中国有了现代大学教育之后的最低录取率。结果我竟然考上了浙江中医学院（现浙江中医药大学）中医系，成为"文革"之后首届应试入学的大学生，从而改变了我的人生。我十分珍惜这来之不易的学习机会，由于我已经具备了一些临床实践的经验，因此在学习中对很多问题的理解有一定的优势。我1982年毕业，被分配到温州市中医院从事中医妇科工作。

1983年，我成为浙江省卫生厅指定的高级中医师吴国栋主任的学术继承人，为期3年。从老师的身上，我学到了辨证的正确和用药的精简，也目睹了经方治疗妇科疾病的奇特疗效，激发了我对妇科领域运用经方的兴趣。3年之后，我开始独立门诊，在认真踏实做好临床工作、不断提高诊疗水平的同时，我还充分利用所有的空余时间，读书、查资料，笔耕不辍，医学临床与写作相互促进，成为我有别于一般医师的特殊的进步历程。我先后编著了21万字的《中国妇产科发展史》（1991年由山西科学教育出版社出版），填补了国内中医专科史研究的空白；编著了50万字的《中医妇科临床药物手册》（1992年由安徽科学技术出版社出版），被国医大师许润三评价为国内"第一部从妇科角度编辑的中药学书籍，并具有很高的应用价值"；编著了47万字的《妇产科疾病中医治疗全书》（1996年由广东科技出版社出版）；15万字的《疑难疾病中西医结合攻略·子宫肌瘤》（2006年由上海科学技术出版社出版）；50万字的《全国老中医药专家马大正妇科医论医案集》（2006年由中医古籍出版社出版）；71万字的《妇科证治经方心裁——206首仲景方剂新用广验集》（2007年由人民卫生出版社出版）；90万字的《妇科用药400品历验心得》（2012年由人民卫生出版社出版）；200万字的《中医妇产科辞典》（2016年由人民卫生出版社出版）；25万字的《中医妇科水血学说》（2021年由中国中医药出版社出版），填补国内中医理论研究的一项空白。其中的《中国妇产科发展史》和《中医妇产科辞典》各写了8年，《中医妇科水血学说》的写作历时5年，7易其稿。发表医学文章112篇；开展学术讲座72次，其中赴德国讲座1次。1994年，赴日本参加第四届国际亚洲传统医学大会，日本汉方对仲景方剂的推崇和拓展应用让我开阔了眼界，使我逐渐转向仲景方剂在妇科领域拓展运用的研究，取得非凡成效。

由于认真研读历代妇产科文献，很好地掌握了妇产科理论，熟悉妇产科药物功效，了解各种妇产科疾病的诊疗手段，医技精进，开辟了许多妇产科疾病诊治的新思路、新方法，创制了许多临床效验方，应诊者接踵而来，会诊应接不暇，许多病种已超越妇产科范围。在医院内，年门诊量达到4万多号，独占鳌头。从1984年开始担任妇科副主任，1987年担任妇科主任，直到退休。1994~2002年任医院副院长，组建"马氏妇科"团队，成为浙南地区影响最大的中医妇产科医疗基地。

这次由中国中医药出版社出版的《马大正50年临证验案自选集》包括四个部分：①疑难重病会诊案：介绍本院或外院前来会诊的疑难重症医案；②难治病证案：介绍临床见到的难以治愈的病证医案；③少见病证案：介绍临床罕见病证的医案；④妙法巧治案：介绍灵活运用多种方法治愈的医案。

子曰："吾十有五而志于学，三十而立，四十而不惑，五十而知天命，六十而耳顺，七十而从心所欲，不逾矩。"如今我七十有四，当以"从心所欲，不逾矩"自勉！

马大正 🔲

2022年2月20日

目录

指针治疗痛经案

陈某，女，18岁，未婚。因"痛经1年余"就诊。

初诊：2020年7月28日。患者痛经1年余，平素月经规则，周期30天，经期4~5天。经行第1天痛剧，出冷汗，疼痛程度逐日加重，伴发呕吐，热敷后好转，服用止痛药（德国Dolormin痛经片）无效。本月因高考，服用"黄体酮"推迟月经，末次月经2020年7月17日来潮，经量偏少，偶见血凝块，经色暗；腰酸，无乳胀，带下无殊，纳寐可，二便调。舌淡红，苔薄白，脉细。

中医诊断：痛经（气滞血瘀）。

治法：补益肝肾，以调气血。

方药：调冲汤（自拟方）。

菟丝子15g，枸杞子15g，覆盆子15g，巴戟天12g，淫羊藿10g，何首乌10g，续断10g，当归10g，鸡血藤15g，茺蔚子10g，路路通10g，香附12g，丹参15g，7剂。

二诊：2020年8月12日。月经今日来潮，腹痛程度仍剧，经量中等；行走时视物黑朦，耳鸣，不时以手按压腹部，面色苍白，恶心呕吐，四肢厥冷。舌淡红，苔薄白，脉伏。

指针治疗：嘱患者卧于妇检床上，医者一人用双手拇指同时用力点掐关元穴，另由两人点按双腿足三里、三阴交穴。当治疗持续点按5分钟后，患者腹痛明显缓解，恶心呕吐消失，面色逐渐红润，最终痛经消失。

【按语】指针治疗是不需要药物、工具，随时随地可以操作的一种治疗方法，这是其最大的特色。

鸡蛋疗法治疗痛经4年案

倪某，女，20岁，未婚。初诊：2008年7月7日。

近4年来，每月来潮第一天小腹疼痛难忍，四肢冰冷，面色苍白，乏力出汗，腰部下坠，便意频仍，小腹热敷之后疼痛不解，每每需要注射止痛药；痛经时经量涩少，经量转多时腹痛稍减，4~5天净。月经周期基本规则，末次月经6月16日来潮。纳欠佳，寐不安，二便正常。舌淡红，苔薄白，脉细。

中医诊断：痛经（瘀血阻滞）。

治法：活血止痛。

方药：益母草40g，延胡索20g，鸡蛋2个，入水同煮。鸡蛋熟后，去壳再煮，去药渣。月经前每天1次，喝药吃蛋，连服7天。

二诊：2008年7月21日。月经7月14日来潮，经量较多，已无痛经，6天净。

【按语】运用鸡蛋来治疗疾病，称为"鸡蛋疗法"，一度比较流行，虽然并未揭示其中的奥秘，但已有丰富的临床内容报道。它的特点通常是用药品种较少，服用方便，更易为广大群众所接受。

白通汤治疗经行小腹冷痛1年案

朱某，女，36岁。初诊：2016年4月14日。

因"经行下腹冷痛1年余，水泻半年"就诊。患者平素月经不规则，月经周期30～40天，经期3天，经量多，夹血块；行经第二天，下腹冰冷疼痛剧烈，喜热敷，经行水泻，经后倦怠。末次月经2016年4月14日来潮。生育史：1-0-1-1，放置宫内节育环。妇科检查：外阴无殊，阴道通畅，见少量褐色分泌物；宫颈光滑，未行内诊检查。舌淡红，苔薄白，脉细。

中医诊断: 痛经(阴寒内盛,水湿下注)。

西医诊断: 继发性痛经。

治法: 温阳,除湿,通经。

方药: 白通汤合五苓散、失笑散加味。

淡附片6g,干姜5g,葱白5茎,猪苓10g,泽泻10g,白术10g,茯苓10g,桂枝6g,五灵脂10g,蒲黄10g,炮姜6g,益母草20g,香附10g,5剂。

二诊: 2016年4月28日。药后无腹痛,无腹冷,无水泻,大便稍;经量较前减少,经后精神转佳。舌淡红,苔薄白,脉细。

方药: 十全大补汤加炮姜5g,吴茱萸3g,7剂。

【按语】《伤寒论》314条文称:"少阴病,下利,白通汤主之。"患者经期的症状即属少阴病,故用白通汤加炮姜治疗;五苓散温阳利水,余药活血通经。

桂圆治疗痛经绵绵案

谷某,女,22岁。

原发不孕2年,经前乳胀,经量多,色鲜夹块;经期腹痛绵绵伴胀，持续1天缓解。下腹喜温喜按，带下偏多。刻下经期届而未潮。妇科检查无殊。舌淡红，苔薄白，脉细软。

治法：补血疏肝，理气止痛。

中医诊断：痛经（血虚，气血阻滞）。

方药：桂圆肉20个，当归10g，玫瑰花12g，刺蒺藜10g，香附10g，羌活10g，川楝子10g，延胡索10g，4剂。

二诊：月经来潮，痛经消失，经量一般，7天净。

【按语】桂圆肉味甘，性温。功效补心脾，益气血，安心神。常用于心脾两虚的妇科血证，亦可用于血虚引起小腹绵绵隐痛的痛经。

活血调气利湿方治疗月经先期案

徐某，女，30岁。初诊：2005年1月25日。

患者月经先期3个周期，15～20天一行，经量正常，10～12天净。白带不多，有臭味，外阴痒。二便正常。末次月经12月30日来潮。生育史：1-0-0-1，节育环已经取出。妇科检查：外阴无殊，阴道通畅，宫颈轻度柱状上皮外移；子宫后位，大小正常，质地中等，活动，无压痛；两侧附件压痛。舌淡红，苔薄白，脉细。

中医诊断： 月经先期（冲任不调）。

西医诊断： 月经异常，慢性盆腔炎。

治法： 活血，调气，利湿。

方药： 延经期方。

蒲黄10g，滑石12g，瓜蒌仁12g，续断12g，檀香4g，枳壳6g，5剂。

二诊： 2006年4月17日。药后经期一直正常。

【按语】延经期方出自日本的《方舆輗·卷之二》"妇人方下"，是作为经闭之续方记载的。《日本历代名医秘方》收录该方，称服之可暂延经期。从药物功效分析，是以滑利为主，与传统的促使月经延后的方剂没有一点相似之处。从治法来说，属于反治法。

童便治疗崩漏50天案

沈某，女，37岁。初诊：2012年8月8日。

因"阴道不规则流血50天"就诊。既往月经欠规律，周期

2~6个月，经期7天。50天前因跌仆出现阴道不规则流血，量少色暗；腹部坠痛，腰酸痛，乳胀。自觉发热，疲倦寐差，偶有头晕，纳佳，二便正常。已经口服妇康片，出血未止。舌淡红，苔薄白，脉细。

中医诊断：崩漏（冲任不调）。

西医诊断：功能失调性子宫出血？

治法：疏肝和血。

方药：逍遥散加味。

柴胡10g，炒白芍10g，当归6g，茯苓10g，白术10g，薄荷5g，炙甘草6g，益母草15g，丹参炭10g，香附6g，5剂。

嘱停服妇康片。

二诊：2012年8月13日。阴道出血量甚多，已经4天，经色鲜红夹块。倦怠，腰痛。舌淡红，苔薄白，脉细。

治法：凉血，温经止血。

方药：柏叶汤加味。

侧柏叶15g，艾叶炭6g，炮姜6g，童便250mL（冲），水牛角30g（先入），生地黄30g，生白芍20g，仙鹤草30g，阿胶10g（烊冲），荆芥炭10g，益母草15g，3剂。

三诊: 2012年8月16日。阴道出血将净,小腹坠,倦怠。舌淡红,苔薄白,脉细软。

方药: 中药守上方,去益母草,加党参45g,4剂。

四诊: 2012年8月25日。阴道出血净。自觉身热出汗,心慌乏力。舌淡红,苔薄白,脉细。

治法: 滋肾养阴,收敛止汗。

方药: 七味都气丸加味。

五味子5g,熟地黄12g,山茱萸10g,山药15g,茯苓10g,泽泻10g,牡丹皮9g,糯稻根30g,龟甲胶10g(烊冲),鳖甲胶10g(烊冲),旱莲草20g,龙骨20g,7剂。

【按语】该案的治疗采用了欲堵先疏之法,先排瘀,后止血。柏叶汤是《金匮要略》治疗"吐血不止"的方药,原有马通汁——马粪挤出之汁,现用童便取代。童便兼具散瘀、止血之功,时人少用,对于血证,常愈病霍然。

甘麦大枣汤治疗崩漏22天案

陈某,女,35岁,归国华侨。初诊:2008年4月10日。

月经3月5日来潮，8天净。3月20日阴道出血，至今22天未净，血量不多，先红后紫；小腹及腰酸痛，倦怠乏力。失眠已经10余年，每晚需要服用安定片，现已连续8天未曾合眼。纳欠，二便正常。月经史：15岁初潮，周期18~20天，经期8~10天。生育史：2-0-0-2。舌淡红，苔薄白，脉细。

中医诊断：崩漏（心阴不足）。

西医诊断：功能失调性子宫出血。

治法：养心安神，止血。

方药：甘麦大枣汤合百合地黄汤加味。

炙甘草6g，小麦30g，大枣10个，百合20g，生地黄15g，夜交藤20g，侧柏叶20g，柏子仁20g，4剂。

二诊：2008年4月14日。进药3剂，阴道出血即净，昨晚已能入睡2个小时，纳谷不香。舌脉如上。

方药：守上方，去生地黄，改夜交藤为50g；加茯苓12g，鸡内金6g，炒谷芽10g。3剂。

三诊：2008年4月17日。夜寐仍差。舌脉如上。

妇科检查：外阴无殊，阴道通畅，宫颈光滑；宫体后位，大小正常，质地中等，活动，有压痛；右侧附件压痛，左侧无压痛。

治法: 交通心肾, 安神宁心。

方药: 交泰丸合半夏汤加味。

肉桂3g, 黄连3g, 半夏20g, 秫米20g, 磁石20g, 茯苓10g, 石菖蒲9g, 远志10g, 琥珀5g(睡前吞服), 4剂。

【按语】甘麦大枣汤是《金匮要略》治疗心系急而见脏躁的方药; 百合地黄汤滋阴安神, 治疗百合病。全方宁心安神为主, 仅一味侧柏叶止血。治心而不止血, 是此案的特点。

荔枝核治疗崩漏14天案

胡某, 女, 38岁。

初诊: 经后2天, 阴道少量出血14天未净, 呈咖啡色, 自服独一味分散片和断血流颗粒后, 昨天出血转多, 色鲜红; 小腹胀, 腰酸腿乏。舌淡红, 苔薄白, 脉细。

治法: 理气止血。

方药: 荔枝核20g, 香附炭10g, 白芷10g, 防风10g, 血余炭10g, 党参15g, 仙鹤草20g, 鹿角胶10g(烊冲), 3剂。

二诊：阴道出血减半，腰酸。舌脉如上。

方药：守上方，加荆芥炭10g，4剂。

三诊：阴道出血净。

【按语】荔枝味甘，性温。功能补益肝脾。《妇女病饮食疗法》中记载用荔枝干果水煎治疗崩漏，常用于虚证兼有气滞出血者。

胡桃仁治疗经多如冲19天案

王某，女，44岁。

停经3个月后，经行量多如冲19天，色黯红，夹大血块。6天前小腹疼痛难耐，经量更多；今量减色黯，无血块，无腹痛。头晕，目花，耳鸣，腰痛，自汗。舌淡红，苔薄白，脉细软。

治法：补肾益气止血。

方药：胡桃仁30g（杵冲），巴戟天20g，枸杞子15g，熟地黄20g，山药20g，鹿角胶20g（烊冲），4剂。

二诊：进药1剂，经水即净，余候均减。

【按语】《杏林碎锦》载血崩不止方,取胡桃肉50枚,烧存性,研作一服,空心温酒调下,神效。

白虎汤治疗崩漏40天案

宋某,女,41岁。初诊:2012年5月7日。

平素月经周期20～40天,经期7～10天,末次月经为2012年3月29日。月经淋漓不尽40余天,经量中等,经色黑,有大血块,今经量已减少;伴腰腿酸,下腹隐痛,乏力。生育史:2-0-2-2。2012年4月23日B超检查发现子宫肌腺瘤24mm×29mm×34mm,右侧卵巢囊肿34mm×35mm×36mm。舌淡红,苔薄白,脉细。

中医诊断: 崩漏(火扰冲任)。

西医诊断: 功能失调性子宫出血,子宫肌腺瘤,右侧卵巢囊肿。

治法: 清热泻火,益肾止血。

方药: 白虎汤合栀子豉汤加减。

石膏30g,知母10g,炙甘草6g,炒栀子12g,淡豆豉10g,旱莲草30g, 侧柏叶10g, 3剂。

二诊: 2012年5月11日。经水已净。妇科检查: 除子宫颈轻度柱状上皮外移之外, 其余无殊。

方药: 知柏地黄汤合二至丸, 加龟甲胶(烊冲)10g, 贯众15g, 7剂。

【按语】《傅青主女科》中有治疗 "黑带下" 的利火汤, 方中包含石膏和知母, 这两味是白虎汤的主药。所谓黑带, 即是阴道出血呈黯黑色者。白虎汤可以治疗经漏不止色黑而属于热者, 疗效甚佳。

填补冲任法治疗崩漏案

谢某, 女, 27岁。初诊: 2016年7月18日。

因 "月经淋漓不尽2个月" 就诊。患者平素月经规则, 周期30天, 经期5天, 经量中等, 无血块, 无痛经; 偶有乳房胀痛, 伴腰酸。末次月经2016年5月17日来潮, 至今未净, 今量已少, 经色鲜红, 伴有血块。B超检查: 宫体三径之和约15cm, 子宫内膜厚度2mm。生育史: 1-0-2-1(无痛人流2次)。舌淡红, 苔薄白，脉细。

中医诊断：漏下（肝肾亏虚）。

西医诊断：功能失调性子宫出血。

治法：补肝益肾，填冲止血。

方药：枸杞子20g，何首乌20g，山茱萸20g，仙鹤草30g，旱莲草30g，天冬20g，锁阳12g，巴戟天10g，桑叶15g，3剂。

二诊：2016年7月21日。服药1剂，经水即净。

【按语】崩漏不止而子宫内膜菲薄者，可考虑填冲法治疗。填冲法是使用超常规剂量的补肾之品，而非一定属于止血药物。

小半夏加茯苓汤合三子养亲汤治疗崩漏案

余某，女，38岁。初诊：2006年3月29日。

因"原发不孕16年"就诊。15岁初潮，素来月经不调，周期20～40天，经色呈咖啡色，经期长，经常服止血药难止，经量时多时少，带下不多，无腹痛。2004年11月1日在他处就诊时，阴道出血已经3个月未止，使用炔诺酮片血方止；2005年1月9

日来潮，使用抗生素无效，于3月10日血方止；2005年3月28日来潮，4月10日经均净；2005年4月29日来潮，至5月20日出血不止，又使用炔诺酮片方止；2005年8月30日因难免流产行清宫术，反复阴道出血，再次服用炔诺酮片，出血于10月16日方止。其间遍服清湿热止血、温经止血、益气止血汤剂，中成药裸花紫珠片、田田妇康宝、海墨止血片以及西药抗生素均乏效。末次月经2006年3月17日来潮，经量少，至今未净；今经量转多，经色鲜红，有少量血块，腰痛。舌淡红，苔薄白，脉细。

中医诊断：崩漏（痰阻胞宫）。

西医诊断：功能失调性子宫出血。

治法：化痰调经。

方药：小半夏加茯苓汤合三子养亲汤加味。

半夏12g，生姜4片，茯苓12g，苏子6g，白芥子5g，炒莱菔子10g，益母草12g，续断10g，5剂。

二诊：2006年4月5日。药毕，经水即净。

妇科检查：外阴无殊，阴道通畅，子宫颈光滑；宫体后位，正常大小，质地中等，活动，无压痛；两侧附件无压痛。

【按语】难病、怪病，可以从痰论治。小半夏加茯苓汤是《金匮要略》治疗痰饮的方药，三子养亲汤更是一张温肺化痰的方药，两方结合，是治疗痰阻胞宫引起崩漏的绝配良方。

艾蛋治疗经期过长1年案

范某，女，39岁。

患者宫颈激光术后经期延长1年余。刻下经行16天未净，第1~4天量少，5~8天量开始增多，色鲜有小血块，此后减少呈咖啡色；伴小腹痛，腰酸，乳胀。舌淡红，苔薄白，脉细。

中医诊断： 经期过长。

治法： 温经止血。

方药： 艾叶10g，水煎后入鸡蛋2枚，蛋熟后敲碎壳再煮，分2次食。食用3天经净。妇科检查未见异常。

【按语】鸡蛋甘润性平。鸡蛋疗法，曾经在某一时期十分流行。时至今日，仍然有许多不解之迷。

地榆醋治疗经期过长案

叶某, 女, 45岁。

月经周期20~25天, 经期过长10余年, 10~15天净; 经量先多后少, 经前、经期腰部酸痛。这次经行12天未净, 量不多, 色黯红, 倦怠。舌淡红, 苔薄白, 脉细。B超检查: 宫体偏大, 三径之和18cm。

中医诊断: 经期过长 (湿热下注)。

治法: 清热敛血。

方药: 地榆苦酒汤加味。

地榆60g, 醋100mL, 槐花20g, 贯众炭30g, 3剂。

先用醋浸地榆半小时, 再加其余药物及水共煎。

二诊: 药毕, 经水即净。

【按语】地榆苦酒汤源自《太平圣惠方》, 方名见《医学入门》, 治妇人漏下赤色不止, 令人黄瘦虚渴。今用于经期过长或漏下, 有良效。

渗湿升阳法治疗经期过长2年案

蒋某，女，25岁。初诊：2006年1月18日。

平素月经失调，18~22天一周期，经色偏淡，经量稍少，7天净；带下色黄。8月份月经19日来潮，一周净；10月份月经14日来潮，经量一般，第4天经量转多，3天后经量减为中等，经色淡，无血块，经过两次治疗之后，经行45天方净。此次月经1月12日来潮，经量中等，经色淡黯，夹带水样物；无腰腹痛，头晕，纳可，二便正常。舌淡红，苔薄白，脉细。

中医诊断：经期过长（湿伤胞络）。

治法：渗水升阳止血。

方药：猪苓汤加味。

猪苓12g，茯苓12g，泽泻10g，阿胶10g（烊冲），滑石15g，防风10g，荆芥炭10g，侧柏10g，3剂。

二诊：2006年1月21日。月经昨天净，头晕减轻，平时带黄。舌脉如上。

治法：温阳健脾，清理湿热。

方药：薏苡附子败酱散合泽泻汤加味。

薏苡仁30g, 淡附片6g, 败酱草15g, 泽泻15g, 白术12g, 椿根皮15g, 扁豆15g, 怀山药15g, 7剂。

三诊: 2006年2月8日。末次月经2月4日来潮, 经量不多, 色淡, 3天净。头晕略减, 带多如水、色黄。舌淡红, 苔薄白, 脉细。

治法: 健脾温阳, 清热收敛。

方药: 薏苡附子汤合泽泻汤、水陆二仙丹加味。

薏苡仁30g, 淡附片6g, 泽泻15g, 白术15g, 金樱子20g, 芡实30g, 椿根皮20g, 贯众20g, 草薢12g, 7剂。

四诊: 2006年3月4日。头晕已除, 带下不多, 末次月经3月1日来潮, 经量少。舌脉如上。

治法: 和气血, 调经。

方药: 当归芍药散合四逆散加味。

当归6g, 川芎5g, 白芍10g, 白术10g, 茯苓10g, 泽泻10g, 柴胡10g, 枳壳10g, 生甘草6g, 益母草20g, 香附10g, 丹参15g, 3剂。

药毕经水即净。

【按语】该案为经期过长, 其重要的特征是出血色淡, 血水混杂而下, 以致可在卫生巾上见到渗开的水晕, 此系水渍胞宫之兆。水渍胞宫，则胞脉损伤，使出血不止，用猪苓汤加味治疗，水湿得除，胞脉修复，溢血可止。

猪肾、胡桃仁治疗经期过长2年案

王某，女，28岁。初诊：2016年12月1日。

因"经期延长2年余"就诊。平素月经不规律，周期30～40天，经期10～15天。末次月经2016年11月23日至今未净。14年前，因剖宫产术后出现经期延长，前7天量同月经，之后淋漓不尽7～8天，量少，色淡；伴腰酸如折，乏力。纳寐可，二便调。生育史：1-0-0-1。妇科检查：未见明显阳性体征。B超检查：未见器质性病变。舌淡红，苔薄白，脉细数。

中医诊断：经期延长（冲任亏虚）。

治法：补肾填冲。

方药：猪肾1只（煎汤，代水），胡桃肉30g，枸杞子20g，山茱萸20g，甜苁蓉20g，锁阳20g，熟地黄15g，仙鹤草30g，阿胶10g（烊冲），4剂。

二诊：2016年12月5日。经水已停。

【按语】《本草纲目》称猪肾治"下利崩中"；《杏林碎锦》载血崩不止方，取胡桃肉50枚，烧存性，研作一服，空心温酒调下，神效。

填补冲任法治疗闭经5个月案

李某，女，27岁。初诊：2010年11月3日。

原发不孕3年，停经5个多月未转。平素月经周期28~120天，行经3天，月经量少，经色黑，质稀，无血块；乳房胀痛，头晕乏力。寐差多梦，纳便可。子宫三径之和7.8cm，子宫内膜厚度2mm。生育史：0-0-0-0。妇科检查：外阴无殊，阴道通畅，宫颈光滑；宫体较小，质软，居中，活动，无压痛；两侧附件无压痛。舌淡红，苔薄白，脉细。

中医诊断： 不孕（肾虚），闭经（肾虚）。

西医诊断： 幼稚子宫，原发不孕，闭经。

治法： 补肾填冲。

方药： 补胞汤（自拟方）。

熟地黄20g，紫河车10g（研粉吞），何首乌30g，菟丝子30g，巴戟天12g，淫羊藿15g，鹿角胶20g（烊冲），龟甲胶20g

（烊冲），当归15g，桑寄生30g，黄精30g，鸡血藤30g，7剂。

胚宝胶囊，每次2片，每天3次。

二诊： 2010年12月9日。下腹胀，舌脉如上。

方药： 中药守上方，加大腹皮15g，7剂。

胚宝胶囊，每次2片，每天3次。

三诊： 2010年12月20日。腹泻，舌脉如上。

方药： 葛根黑苏汤（自拟方）。

葛根30g，黑大豆60g，苏梗20g，菟丝子30g，当归9g，淫羊藿15g，巴戟天15g，枸杞子15g，神曲10g，炒谷芽10g，炒麦芽10g，7剂。

胚宝胶囊，每次2片，每天3次。

四诊： 2010年12月27日。无不适。

方药： 守上方，7剂。

胚宝胶囊，每次2片，每天3次。

五诊： 2011年1月8日。月经12月28日来潮，量少，3天净。

补胞汤，7剂。

胚宝胶囊，每次2片，每天3次。

【按语】填补冲任法的补胞汤以其大剂量补肾药物的组合，

具有良好的增加内膜厚度的作用，还具有增加子宫内膜容受性的作用，因此可用于肾虚型闭经和不孕症的治疗。

真武汤治疗闭经4个月案

张某，女，33岁。初诊：2006年2月10日。

末次月经2005年10月18日来潮，至今近4个月未转，无明显不适，偶有小腹、腰坠胀感。平素月经周期不定，周期60~120天，经常服用催经药物，经量中等，经色暗，夹血块，无痛经，7~8天净。纳可，寐安，大便正常，小便频数。尿妊娠试验阴性。B超检测子宫内膜厚度7mm。生育史：1-0-0-1。妇科检查：外阴无殊，阴道纵隔，宫颈光滑；宫体后位，正常大小，活动，质地中等，无压痛；右侧附件压痛，左侧附件无压痛。舌淡红，苔薄白，脉细。

中医诊断： 闭经。

西医诊断： 闭经，阴道纵隔，右侧附件炎。

治法： 温阳利水行经。

方药： 真武汤加味。

淡附片9g，茯苓12g，炒白术12g，炒白芍12g，生姜6片，益母草30g，丹参15g，5剂。

二诊：2006年2月15日。月经未转，服药期间两侧乳房发胀，小便频数。舌脉如上。

性激素测定：雌二醇517pmol/L，孕酮42.6nmol/L，睾酮4nmol/L，泌乳素253.36mIU/L（均在正常范围）。

方药：守上方，加丹参至30g，加川牛膝30g，5剂。

三诊：2006年2月20日。月经2月19日来潮，经量正常，经色红，无痛经，无血块。舌脉如上。

治法：和气血，益肾调经。

方药：四物汤加味。

熟地黄15g，当归6g，白芍10g，川芎6g，续断10g，菟丝子15g，延胡索10g，小茴香5g，淫羊藿15g，茺蔚子10g，巴戟天12g，5剂。

【按语】真武汤是《伤寒论》一张温阳利水的方药。《本草纲目》引李东垣说附子可"治经闭"。唐容川在《血证论》中说："气行则水行，水行则血行。"据此，用真武汤来治疗闭经是一种经验用药。

小半夏加茯苓汤合礞石滚痰丸治疗闭经案

陈某，女，28岁。初诊：2008年3月14日。

2006年异位妊娠手术之后，继发不孕已经2年。月经周期延后，2～6个月一潮，5～6天净。带下不多，纳便正常。现停经半年未转。身高1.57cm，体重70kg，身体质量指数28.5，属于肥胖。舌淡红，苔薄白，脉细。B超检查：子宫内膜厚度6mm，两侧卵巢呈多囊性改变。妇科检查：外阴无殊，阴道通畅，宫颈光滑；子宫体后位，大小正常，质地中等，活动，轻压痛；两侧附件无压痛。

中医诊断：闭经（痰脂阻塞）。

西医诊断：多囊卵巢综合征？

治法：燥湿化痰，活血通下。

方药：小半夏加茯苓汤合礞石滚痰丸加味。

半夏12g，茯苓12g，生姜6片，礞石15g，制大黄10g，炒黄芩10g，沉香4g，荷叶15g，苍术10g，丹参15g，益母草12g，7剂。

二诊：2008年3月24日。月经未潮。舌脉如上。

性激素测定：雌二醇123.0pmol/L，孕酮1.0nmol/L，泌

乳素252.85mIU/L。

方药：守上方，加川牛膝30g，7剂。

三诊：2008年4月15日。月经3月27日来潮，10天净。舌脉如上。

方药：守3月14日方，去益母草，7剂。

【按语】痰湿闭经在教科书中大都推荐苍附导痰汤，常常少效。我用上法治疗，屡屡获效。

利水活血法治疗闭经案

蒋某，女，16岁。初诊：2012年10月4日。

停经近3年。2010年1月12日月经初潮后，至今月经未行。乳房、腋毛、阴毛已发育，面色少华，纳可，夜寐安，二便调。舌稍淡，苔薄白，脉细软。

B超检查：子宫三径之和9.6cm，内膜厚度6mm。

中医诊断：闭经（气血虚弱）。

西医诊断：继发性闭经。

治法: 补气养血。

方药: 十全大补汤加味。

炙黄芪12g, 肉桂3g, 党参12g, 炒白术10g, 茯苓10g, 当归6g, 川芎5g, 炒白芍10g, 熟地黄12g, 炙甘草6g, 大枣5枚, 菟丝子20g, 枸杞子15g, 7剂。

二诊: 2012年10月11日。无不适, 舌脉如上。

方药: 守上方, 7剂。

三诊: 2012年10月18日。无不适, 舌脉如上。

方药: 守上方, 加阿胶10g(烊冲), 7剂。

四诊: 2012年10月25日。经未转, 无不适。舌脉如上。

方药: 葛根黑苏汤(自拟方)加味。

葛根30g, 黑大豆60g, 苏梗20g, 菟丝子30g, 当归9g, 淫羊藿15g, 巴戟天15g, 枸杞子15g, 首乌15g, 7剂。

五诊: 2012年11月2日。无不适, 舌脉如上。

B超检查: 子宫内膜厚度7mm。

治法: 凉血清热, 活血通经。

方药: 金平汤(自拟方)。

金钱草30g, 平地木30g, 益母草30g, 川牛膝30g, 连翘

15g, 茜草15g, 珠儿参15g, 桃仁10g, 牡丹皮9g, 菝葜30g, 7剂。

六诊: 2012年11月9日。经未转, 无不适。舌脉如上。

治法: 利水活血通经。

方药: 车萹通瞿汤 (自拟方)。

车前子20g, 萹蓄20g, 木通10g, 瞿麦12g, 白茅根20g, 滑石30g, 赤芍20g, 牡丹皮12g, 川牛膝30g, 琥珀5g, 7剂。

七诊: 2012年11月16日。月经2012年11月9日来潮, 量中等, 一周净。舌脉如上。

方药: 十全大补汤, 14剂。

【按语】车萹通瞿汤是自拟利水活血催经的方剂, 该方的立意秉承《血证论》"水为血之倡, 气行则水行, 水行则血行""凡调血, 先须调水"之旨。

黑木耳治疗经量过少案

何某, 女, 20岁, 未婚。初诊: 2008年7月7日。

经量减少1年多, 比正常时减少一半左右, 经色深红, 夹血块, 月经周期基本规则, 经前、经期无不适。带下稍多, 纳便正常。末次月经7月5日来潮, 经量少, 下腹胀。舌红, 苔薄白, 脉细。

中医诊断: 经量过少 (气血阻滞)。

治法: 活血行经。

方药: 乌药6g, 陈皮9g, 当归10g, 川芎10g, 香附10g, 丹参15g, 桃仁10g, 益母草30g, 红花6g, 3剂。

黑木耳15g用冷开水浸泡, 待完全泡开后洗净, 加冰糖拌后食用, 每日2次。

药后经量立即转多不减。再用圣愈汤加荆芥炭10g, 海螵蛸20g, 仙鹤草30g, 侧柏10g, 4剂善后。

【按语】《现代中医药理与临床》载木耳具有抗血小板功能活性的作用。古代妇科著作中用木耳止血者, 必经炒至出烟, 而非生用。

川芎白酒治疗经量过多案

郑某, 女, 39岁。初诊: 2008年12月4日。

经行3天，量甚多，夹血块，经色紫；小腹隐痛，倦怠，后尻下坠。舌淡红，苔薄白，脉细涩。

中医诊断: 经量过多（瘀血阻滞）。

西医诊断: 功能失调性子宫出血。

治法: 活血益气止血。

方药: 川芎20g，白酒20mL，没药5g，代赭石20g，赤石脂20g，紫石英15g，阿胶10g（烊冲），蒲黄炭10g，党参20g，2剂。

二诊: 2008年12月8日。经量减少至原先的1/10，腰痛，精神转佳。舌脉如上。

方药: 归脾汤加味。

党参12g，炙黄芪10g，白术10g，茯苓10g，当归6g，远志9g，酸枣仁12g，木香6g，炙甘草5g，生姜3片，大枣5个，5剂。

三诊: 2008年12月13日。经水已净。

【按语】《小品方》称："崩中，昼夜十数行，医所不能治方：芎䓖八两。上一物，以酒五升，煮取三升，分三服。不耐酒者随多少服之。"案中川芎为主药，加白酒者，虽有悖于血证的通常治法，但十分有效，正仿《小品方》之意。

药食相辅治疗倒经7个月案

林某，女，34岁。初诊：2020年4月20日。

因"经期咳血7个月"就诊。患者月经周期26~27天，经期3~5天，痛经轻微，无血块，无腰酸，乳胀轻微。一般经期第二天出现咳血，色鲜红，生气或劳累后经量增多。末次月经4月12日来潮，经量偏少，经色鲜红。4月15日咳血1次，血量少；4月18日提重物后咳血1次，血量多。咳血前会咽部不适，恶心欲吐，平时无咳嗽。2月28日至4月13日服用优思明片，未能控制经行咳血现象。寐可，纳一般，二便无殊。2019年当地医院行支气管镜检查，提示支气管炎性改变。2019年10月12日检测肺炎支原体抗原IgG阳性，肺炎支原体抗原IgM阴性。2020年2月28日检测CA125 25.7U/mL，CA153 9.6U/mL，CA199 20.7U/mL；癌胚抗原：1.4。2020年4月10日温州医学院附属第一医院肺部CT结果：右肺上叶磨玻璃样，两肺上叶炎性小结节考虑。舌淡红，苔薄白，脉细。

中医诊断：倒经（肺阴虚，肺络伤）。

西医诊断: 咳血待查。

治法: 养肺阴,宁血络。

方药: 百合50g,生地黄15g,麦冬15g,藕节30g,白茅根20g,川牛膝15g,杏仁10g,白芍10g,桑白皮10g,地骨皮10g,侧柏炭10g,7剂。

嫩鲜藕50g,生食。

二诊: 2020年4月27日。症如上,舌脉如上。

方药: 守上方,白茅根加至30g,加荆芥炭10g,14剂。

嫩鲜藕50g,生食。

三诊: 2020年5月13日。月经5月11日来潮,经量增多1/3,经色红;偶有咳嗽,未咳血;易饥。舌脉如上。

方药: 守上方,侧柏炭加至15g,加生薏仁30g,14剂。

嫩鲜藕50g,生食。

四诊: 2020年5月27日。5月14日咳嗽夹血,余无不适。舌脉如上。

方药: 守4月20日方,7剂。

五诊: 2020年6月11日。月经6月5日来潮,有咳嗽,无咳血。舌脉如上。

方药: 守5月27日方,加川贝粉3g(吞),7剂。

【按语】方药以百合地黄汤合泻白散加减，藕生用功能清热、凉血、散瘀。

经行下腹冷痛1年、水泻半年案

朱某，女，36岁。初诊：2016年4月14日。

因"经行下腹冷痛1年余，水泻半年"就诊。平素月经不规则，经期30～40天，经期3天，量多，夹血块；经期第二天腹痛剧烈，下腹冰冷，喜热敷；经行水泻半年，经后倦怠。末次月经2016年4月14日来潮。生育史：1-0-1-1，放置宫内节育环。妇科检查：外阴无殊，阴道通畅，见少量褐色分泌物，宫颈光滑，未行内诊。舌淡红，苔薄白，脉细。

中医诊断：痛经（阳虚）。

西医诊断：继发性痛经。

治法：温里通阳，祛湿止痛。

方药：白通汤合五苓散、失笑散加味。

淡附片6g，干姜5g，葱白5茎，猪苓10g，泽泻10g，白术10g，茯苓10g，桂枝6g，五灵脂10g，蒲黄10g，炮姜6g，益母草20g，香附10g，5剂。

二诊： 2016年4月28日。药后无腹痛，无腹冷，无水泻，大便稍软，经量较前减少，经后精神转佳。舌淡红，苔薄白，脉细。

方药： 十全大补汤加炮姜5g，吴茱萸3g，7剂。

【按语】《伤寒论》称："少阴病，下利，白通汤主之。"少阴病还有阴寒腹痛的现象。五苓散是温阳利水的方药，也可以治疗脾虚的腹泻。故两方合用，取效非凡。

小柴胡汤治疗经前寒热3年案

黄某，女，38岁。

经前3~4天自觉寒热往来近3年，伴胸痞胀满，头痛眩晕，口苦寐差，持续半月，直至经水净后2~3天上症方消。自发病始一直服用感冒药，仍反复不已。刻下为经前1周，尚未见寒热往来，当未雨绸缪。舌淡红，苔薄白，脉细。

中医诊断： 经行寒热往来（少阳证）。

治法: 和解少阳。

方药: 小柴胡汤。

柴胡10g, 黄芩10g, 半夏10g, 党参12g, 炙甘草6g, 生姜3片, 大枣6个, 5剂。

药后连续观察2个月经周期, 经行寒热往来未再出现。

【按语】《伤寒论》称:"伤寒中风, 有柴胡证, 但见一证便是, 不必悉具。"

桂枝汤治疗经前寒冷2个月案

钱某, 女, 30岁。初诊: 2018年9月5日。

因"经前冷感2个月"就诊。患者平素月经规则, 周期27天, 经期5天。末次月经8月26日, 经量中, 有血块, 无痛经; 经前乳胀, 腰酸明显, 月经第一天腰痛如折, 后自行缓解。时值炎暑, 近2个月经前3~5天肌肤感冷, 空调调至27℃还觉冷, 睡眠需盖空调被保暖, 二便调。舌淡红, 苔薄白, 脉细。

中医诊断: 经前紧张综合征(营卫不和)。

治法: 温经散寒, 调和营卫。

方药: 桂枝汤。

桂枝6g, 炒白芍6g, 炙甘草6g, 生姜5片, 大枣5枚, 7剂。

二诊: 2018年9月12日。近日降温, 天气转凉, 无不适。舌脉如上。

方药: 守上方, 7剂。

三诊: 2018年9月19日。无不适, 舌脉如上。

方药: 守上方, 7剂。

四诊: 2018年9月26日。9月23日月经来潮, 经前寒冷现象未再出现, 经量中等, 腰痛轻微。舌脉如上。

方药: 十全大补汤加味。

党参10g, 炒白芍10g, 茯苓10g, 炙甘草6g, 熟地黄10g, 当归6g, 川芎6g, 炒白术10g, 炙黄芪15g, 肉桂粉3g, 益母草12g, 香附6g, 7剂。

【按语】桂枝汤是一张治疗营卫虚弱的方药, 不仅仅囿于解表之用。

阳旦汤治疗经行发热半年案

张某, 女, 33岁。初诊: 2020年5月28日。

因"反复经期发热半年"就诊。患者月经规律，周期28天，经期5~6天，量中，色红，少量血块，小腹偶抽痛。末次月经2020年5月21日来潮。生育史：1-0-0-1。患者于半年前无明显诱因下出现经期发热畏寒，体温最高达38.7℃，无鼻塞流涕，每自服退热药物后次日热退。现见带下色黄，有异味，无阴痒；纳可，二便调，夜寐欠安多梦。舌淡红，苔薄白，脉细。

中医诊断：经行发热（营卫不和）。

治法：调和营卫，解表清热。

方药：阳旦汤。

桂枝6g，白芍5g，甘草6g，黄芩10g，生姜5片，大枣5枚，4剂。

患者2020年9月10日复诊诉，服药后经行发热完全消失。

蜂蜜治疗经行口渴多饮数月案

李某，女，24岁。初诊：2010年12月16日。

经行口渴多饮数月，月经12月11日来潮，至今未净，口仍渴。一周前B超检查：子宫内膜厚度6mm。曾连续口服葛根黑苏汤（自拟方：葛根30g，黑大豆60g，苏梗20g，菟丝子30g，当归9g，淫羊藿15g，巴戟天15g）7剂，以增内膜。舌淡红，苔薄白，脉细。

中医诊断： 经行口渴（阴津不足）。

方药： 守上方，加蜂蜜（冲）2匙，6剂。

二诊： 2010年12月23日。口渴已除。

【按语】《医学入门·本草》称蜂蜜"润肺燥，（治）消渴、便难及肛门肿塞"。可用于经期阴津不足引起的口渴。

风引汤治疗月经前后头痛头晕10年案

朱某，女，38岁。初诊：2014年3月18日。

经前经后反复出现头痛头晕已10年，以两侧头部箍痛为主，头痛剧烈时欲以头撞墙，且伴有双侧眼眶疼痛、呈抽掣样，恶心，性情急躁。体温37.5℃。舌淡红，苔薄白，脉细。

中医诊断： 经行头痛（肝阳上亢）。

治法： 清热息风潜阳。

方药: 风引汤加减。

制大黄6g, 龙骨20g, 甘草6g, 牡蛎30g, 寒水石10g, 滑石15g, 赤石脂10g, 紫石英15g, 石膏15g, 蔓荆子10g, 菊花10g, 白僵蚕10g, 刺蒺藜10g, 7剂。

二诊: 2014年3月27日。月经3月19日来潮, 4天净。头晕、头痛、眼眶抽痛减轻。仍见便秘、痔血。舌脉如上。

治法: 清热凉血, 平肝润便。

方药: 生地黄15g, 炒栀子10g, 蔓荆子10g, 生白芍15g, 珍珠母20g, 玄参10g, 决明子30g, 菊花10g, 白僵蚕10g, 地龙10g, 7剂。

三诊: 2014年4月10日。药后头痛明显减轻。

方药: 守上方, 加夏枯草10g, 钩藤15g（后下）, 7剂。

四诊: 2014年5月12日。月经4月11日来潮, 头痛、头晕未再发生。

侯氏黑散治疗经行头顶痛20余年案

罗某, 女, 38岁。初诊: 2010年9月4日。

经行头顶痛20余年, 发作时伴恶心呕吐, 脚冷, 经前乳房胀。

末次月经9月1日来潮，量不多，夹块。舌淡红，苔薄白，脉细。

中医诊断： 经行头痛（气血不足，肝风上亢）。

治法： 补气血，平肝风，利头目。

方药： 侯氏黑散加减。

菊花10g，白术10g，细辛3g，茯苓10g，牡蛎20g，桔梗5g，防风10g，党参12g，黄芩10g，当归6g，干姜3g，川芎6g，桂枝3g，全蝎6g，白僵蚕10g，藁本10g，7剂。

二诊： 2010年9月13日。胃脘不适，舌脉如上。

方药： 守上方，加陈皮10g，14剂。

三诊： 2010年10月7日。月经9月29日来潮，10月2日结束，经行头顶疼痛消失。

方药： 侯氏黑散，7剂。

【按语】侯氏黑散是《金匮要略》一张补益气血、平肝清热的方子，故可以用于气血不足、肝风上亢的头痛。

药枕治经行头痛恶心10年案

胡某，女，50岁。初诊：2002年10月24日。

1991年6月20日即月经周期第3天受风之后头痛呕吐,胸闷身上冷,失寐,虽次日就诊,但仍如此每月发作10载有余。每次用川芎茶调散合半夏天麻白术汤加蔓荆子、刺蒺藜、藁本、菊花、全蝎、地龙、白芍、珍珠母、决明子等药物治疗,只能去除一时之苦,严重影响工作、生活。末次经期10月22日来潮,经量正常,头颞疼痛连及目眶,漾漾欲吐。舌淡红,苔薄白,脉细。

中医诊断: 经行头痛(肝风上扰)。

西医诊断: 经期紧张综合征。

治法: 疏风平肝止痛。

方药: 川芎茶调散加味。

川芎6g, 荆芥10g, 防风10g, 细辛4g, 白芷10g, 羌活9g, 全蝎4g, 僵蚕10g, 刺蒺藜10g, 珍珠母15g(先入), 菊花10g, 地龙10g, 蔓荆子10g, 茺蔚子10g, 天麻10g, 半夏10g, 6剂。

二诊: 2002年11月21日。末次经期11月21日来潮,头痛未作,由于长期服药已经厌倦,要求改用他法治疗。舌脉如上。

方药: 菊花1000g, 决明子1000g, 磁石2000g(杵细),混合后做成药枕当枕头使用。

三诊: 2003年1月6日。末次经期12月20日来潮,经期头痛明显减轻，无须服药。今因背重、腰坠、寐差、脱肛前来就诊。舌脉如上。

治法： 益肾收涩。

方药： 都气丸加味。

五味子4g，熟地黄12g，山茱萸12g，怀山药15g，牡丹皮10g，茯苓10g，泽泻10g，杜仲10g，旱莲草20g，桑寄生15g，夜交藤30g，生黄芪15g，3剂。

四诊： 2003年5月29日。自从使用药枕之后，头痛症状控制，经期无须再服药物。

【按语】药枕疗法是通过吸入枕中散发的药物气味，以及头枕部接触药物达到治病目的的一种治疗方法。它简易而有效，容易为患者接受。

凉膈散治疗头痛6年案

王某，女，22岁。初诊：2020年4月4日。

反复头痛6年，以后脑、头顶、太阳穴为主，呈胀痛或抽痛，影响生活；经前腹痛6年，伴腰痛明显。平素月经周期

28~36天，经期5天，末次月经3月28日来潮。便秘，数日一行，颗粒状。面部痤疮10个月。舌淡红，苔薄白，脉细。

中医诊断：头痛（腑热上熏）。

治法：通腑泻热。

方药：凉膈散加味。

连翘10g，制大黄6g，炒栀子10g，炒黄芩6g，甘草6g，薄荷5g（后入），竹叶10g，玄明粉5g（冲），刺蒺藜10g，菊花10g，决明子12g，珍珠母15g，7剂。

二诊：2020年4月11日。大便转顺，近一周内仅出现1次轻微头痛不适，痤疮减少。舌脉如上。

方药：守上方加味。

连翘10g，制大黄6g，炒栀子10g，炒黄芩6g，甘草6g，薄荷5g（后入），竹叶10g，玄明粉5g（冲），刺蒺藜10g，菊花10g，决明子12g，珍珠母15g，僵蚕10g，蔓荆子10g，7剂。

三诊：2020年4月18日。头痛除已1周，大便每日一解、顺畅，痤疮仍发。舌脉如上。

方药：守4月4日方加味。

连翘10g，制大黄6g，炒栀子10g，炒黄芩6g，甘草6g，薄荷

5g（后入），竹叶10g，玄明粉5g（冲），刺蒺藜10g，菊花10g，决明子12g，珍珠母15g，紫草12g，7剂。

生大黄60g，水煎，自做面膜敷面。

【按语】扬汤止沸，不如釜底抽薪。

催吐法治疗经行头痛案

王某，女，41岁。初诊：2020年12月23日。

因"月经前后头痛8年余"就诊。患者无明显诱因下出现月经前后头痛8年多，以右侧头部疼痛为主，呈抽掣样痛，持续2天左右；伴右侧牙痛，肩痛，头晕，手足不温，冒冷汗，需服用止痛药，严重时恶心呕吐，吐出胃内容物或酸水，吐后头痛可以稍缓解。头痛时出现癃闭，服用止痛药后尿频。末次月经12月12日至12月22日。平素脾气易急躁。近2天因头痛无法进食。刻下患者头痛甚剧，伏案闭目，表情痛苦。舌淡红，苔薄白，脉细。

中医诊断： 偏头痛（风邪伤络）。

治法： 祛风通络止痛。

治疗：取压舌板一根，让患者刺激咽喉深部，诱发呕吐5～6次，呕吐后患者头痛立马缓解，头痛十去其六，可以睁开眼睛继续就诊。

方药：僵蚕10g，蜈蚣3条，地龙10g，全虫6g，蔓荆子10g，白芷10g，半夏10g，川芎12g，乌药10g，刺蒺藜10g，丝瓜络10g，胡桃壳5个，7剂。

【按语】催吐法治疗头痛，虽然并非一种根治的方法，但它具有迅捷止痛效果，因而在临床上是可取的。

敷脐治疗经行口糜15天案

薛某，女，37岁。初诊：2013年5月6日。

有经行口腔糜烂病史，现发病15天未愈，影响进食。月经将近，乳房胀感。舌淡红，苔薄白，脉细。

中医诊断：经行口糜（胃火上炎）。

治法：引火下行。

方药：细辛20g，研粉敷脐。

二诊：2013年5月25日。月经2013年5月8日至5月21日。用药5天，口腔糜烂痊愈。

【按语】细辛研粉敷脐，是一种引火下行的方法，可以治疗顽固性口腔溃疡。

内外合治经前口糜5年案

施某，女，45岁。初诊：2019年11月11日。

因"经前口糜5年"就诊。患者经前口腔黏膜及舌头溃疡反复发作5年，右颌下淋巴结肿痛，经前加重。曾反复用过意可贴、口服清热药物，症状加重。晨起口苦，口咽干，痰腻，喜热饮，口腔无热灼感；大便秘结，2~3天一解，颗粒状；寐差。月经正常，经色鲜红。既往史：否认肝炎，否认高血压，否认糖尿病。生育史：2-0-0-2。药物过敏史：未发现。舌淡红，苔薄白，脉沉细。

中医诊断：经行口糜（寒热交错）。

治法：温下，滋阴清火。

方药: 大黄附子汤合玉女煎加味。

制大黄10g, 制附子3g, 细辛2g, 石膏12g, 牛膝15g, 知母10g, 生地黄12g, 麦冬10g, 百合30g, 炙甘草6g, 7剂。

细辛28g, 研细, 调湿, 每日敷脐。

二诊: 2019年11月18日。口糜尚可, 大便每日1次、条状, 口苦口干, 睡眠正常。舌淡红, 苔薄白, 脉细。

方药: 守上方, 去百合, 加珠儿参10g, 地龙10g, 7剂。

外敷法同上。

三诊: 2019年11月25日。末次月经11月21日来潮, 今已净。口腔糜烂明显好转, 大便顺畅, 寐佳。舌淡红, 苔薄白, 脉细。

方药: 守上方, 7剂。外敷法同上。

四诊: 2019年12月2日。口腔溃疡继续好转, 现仅留下一处。右颌下淋巴结肿痛消失, 口苦除。舌脉如上。

方药: 守上方, 7剂。外敷法同上。

【按语】口腔溃疡通常责之于胃肠之火上熏, 然该患者口服清热药物症状反而加重, 说明病患并非出于单纯的火热, 还有寒郁化热以及久病伤阴的因素。因此, 解决便秘使用温下的大黄附子汤, 清热养阴使用玉女煎。

经后下肢烧灼感3天案

李某，女，47岁。初诊：2007年6月4日。

月经5月31日来潮，经量中等，经色鲜红，夹块，今已净。两下肢烧灼感3天，入夜尤甚，难以入眠。纳便正常，平素胃寒。舌稍红，苔薄白，脉细。

中医诊断：经后下肢烧灼感（血不养筋）。

治法：养血益阴，清火通络。

方药：芍药甘草附子汤加味。

炒白芍30g，炙甘草6g，淡附片6g，桑寄生15g，丝瓜络10g，竹茹10g，忍冬藤12g，木瓜10g，生地黄10g，3剂。

二诊：2007年6月7日。下肢烧灼感已除，寝安。

【按语】经后阴血偏虚，血不养筋，出现下肢酸痛，非常常见。当患肢出现烧灼感时，非但阴血不足，更有化热之象。芍药甘草附子汤中的附子，起到监制药物过于寒凉的作用。

药食同治经行乳房胀痛案（1）

罗某，女，30岁。经前乳房胀痛1周未减。舌淡红，苔薄白，脉细。

中医诊断：经行乳胀（肝阴不足）。

治法：养肝柔阴。

方药：北沙参10g，麦冬10g，枸杞子10g，鸡蛋1个，5剂。

上四味用文火煎至半小时后，将鸡蛋壳敲碎再煮15分钟，吃蛋喝汤。

二诊：二诊时月经未转，乳房胀痛已除。

药食同治经行乳房胀痛案（2）

杨某，女，34岁。患乳腺小叶增生，子宫小肌瘤（6mm×4mm）。经前乳头疼痛常作，伴心烦。刻下经前1周许，平时月经周期规则。舌稍红，苔薄白，脉细。

中医诊断：经行乳胀（肝经郁热）。

治法：清热疏肝。

方药：芹菜250g，益母草30g，佛手柑9g，鸡蛋1只，7剂。

芹菜具有清热利尿的作用，煎汤代水（芹菜仍可作蔬菜吃），再煎益母草、佛手柑，去滓入鸡蛋，文火煎至半小时后，将鸡蛋壳敲碎再煮15分钟，吃蛋喝汤。药后月经虽未转，乳头疼痛和心烦均未发生。

内外合治经行腹壁疼痛半年案

尤某，女，32岁。初诊：2015年5月2日。

剖宫产后经期腹壁切口处撕裂样疼痛已经半年，体位改变时疼痛加剧，难以忍受。4月17日B超检查：腹壁切口下病灶23mm×13mm。舌淡红，苔薄白，脉细。

中医诊断：癥瘕（瘀热互结）。

西医诊断：腹壁切口子宫内膜异位症。

治法：活血化瘀。

方药：消癥汤（自拟方）加味。

半枝莲15g，白花蛇舌草15g，夏枯草15g，皂角刺12g，三棱10g，莪术10g，海藻12g，牡蛎15g，荔枝核10g，橘核10g，制乳香4g，制没药4g，紫草12g，王不留行12g，刘寄奴15g，浙贝10g，7剂。

阿魏化痞膏，局部外贴。

二诊：2015年7月11日。上次月经5月16日来潮，腹壁疼痛减轻。末次月经6月16日来潮，3天净，经量中等，色鲜红，无血块；腹壁疼痛消失。腹壁B超检查示病灶大小不变。今经期将近，舌脉如上。

方药：消癥汤加三七3g，延胡索10g，益母草30g，7剂。

【按语】子宫内膜异位症的病灶属于瘀血阻滞，治疗宜采用活血化瘀的方法。对于外在的子宫内膜异位症病灶，阿魏化痞膏局部外贴，绝对是一种很好的外治方法。

真武汤治疗水样白带6个月案

周某，女，37岁。初诊：2019年1月23日。

患者小腹受凉后疼痛，出现水样白带增多6个月，保暖之后腹痛可以消失，水样白带略减。平素月经正常，乳胀轻微，腰酸，纳寐可，大便溏，小便调。妇科检查：外阴无殊，阴道通畅，分泌物量中等，呈透明水样；宫颈光滑；宫体后位，质地中等，正常大小，无压痛；左附件无压痛，右附件压痛。生育史：0-1-2-1（剖宫产）。舌淡红，苔薄白，脉沉。

中医诊断: 带下(脾肾阳虚)。

治法: 温补脾肾,固涩止带。

方药: 真武汤加味。

淡附片6g,茯苓10g,炒白芍10g,炒白术10g,生姜6g,肉豆蔻10g,益智仁10g,补骨脂10g,7剂。

二诊: 2018年1月30日。无腹痛,无带下,倦怠。舌脉如上。

方药: 守上方,加党参15g,7剂。

三诊: 2019年2月14日。无带下,耳鸣,便软。舌淡红,苔薄白,脉细。

方药: 守1月23日方,改生姜为炮姜6g,7剂。

【按语】真武汤是一张治疗少阴病、温阳利水的方子,其实与治疗太阴病的理中汤也十分相似,加肉豆蔻、益智仁、补骨脂温涩收敛。

海马鱼胶治疗带下如水2年案

林某,女,37岁。初诊:2009年2月3日。

因"带下量多2年"就诊。患者2年来带下量多如水,或白

052

或黄，无异味，无阴痒。2008年8月人工流产后少腹下坠，久站、劳累后下坠加剧，易倦，寐差，醒后难以再眠。2009年1月放环后阴道少量出血，至今方净。平素月经规则，经期7天，周期30天。末次月经1月17日来潮，经量可，经色鲜红夹块，经前、经期无不适。纳可，矢气多，大便溏、每日1~2次，夜尿1~2次，偶有阴部疼痛，腰酸背痛。生育史：1-0-3-1，3次人流，已放环。妇科检查：外阴无殊，阴道通畅，宫颈光滑；宫体后位，正常大小，活动，质地中等，压痛；两侧附件无压痛。舌淡红，苔薄白，脉细。

中医诊断：带下（脾肾两虚）。

西医诊断：子宫内膜炎。

治法：补肾健脾，收敛止带。

方药：海马（研粉吞服）2g，鱼胶（调冲）30g，胡桃仁30g，芡实30g，金樱子30g，潼蒺藜10g，白果10g，仙茅10g，8剂。

二诊：2009年2月14日。带下明显减少，月经2月14日来潮，腰酸，倦怠。舌脉如上。

治法：调补气血，益肾。

方药：圣愈汤加金狗脊12g，仙鹤草15g，续断12g，杜仲

10g，7剂。

【按语】带下如水者，常责脾肾之虚。李时珍称海马"暖水脏，壮阳道"。鱼鳔补肾收敛，可治疗滑脱不禁之带下；胡桃仁味涩，有补肾收敛作用。余药不赘。

一味苏木冲洗坐浴治疗带下案

李明月，女，27岁。初诊：2009年7月6日。

带下量多1周，色白质稠，无异味，外阴有轻微涩痛感。妇科检查：外阴无殊，阴道通畅，宫颈中度柱状上皮外移；子宫前位，偏小，质地中等，活动，无压痛；两侧附件无压痛。舌淡红，苔薄白，脉细。

方药：苏木60g，5剂。

每次加水1000mL，煎取500mL，连煎3次，合药液，凉后先用冲洗器冲洗阴道，再坐浴，不拘次数，每次15分钟。

二诊：2009年7月11日。带下正常，外阴转舒。四逆清带汤，7剂。

【按语】《现代实用中药》记载苏木"对于妇女子宫炎、赤白带下,可作煎剂灌洗之",属于单方治病,不论辨证,为经验用药。

一味路路通外洗治疗霉菌性阴道炎案

彭某,女,45岁。

带下如豆腐渣样1周,未出现外阴瘙痒。

中医诊断: 带下(湿热)。

西医诊断: 霉菌性阴道炎。

方药: 路路通80g,6剂。

每剂水煎3次,合药液约1500mL,凉后先用冲洗器冲洗阴道,再坐浴,不拘次数,每次15分钟。

上药外洗1剂,带下消失。

相隔20多年,2020年7月14日患者前来续诊,要求续用前药。因病历遗失,未知所用为何物。依其所云,在药房找到路路通,肯定之后,为其开方,欣然而去。

【按语】用路路通治疗霉菌性阴道炎,受启发于《德胜堂经验方》。故药物功效之多途，是可以颠覆传统的。

十枣汤治疗带下多臭3个月案

高某，女，31岁。初诊：2007年10月17日。

患者身体壮硕，月经不调2年；带下量多如涕，有异味已3个月。外阴瘙痒，口臭，胃纳正常，小便色黄。B超检查：子宫内膜厚度仅为5mm。2005年4月行无痛人流之后，月经周期规则，经量减少，经色先暗后变褐色，7天净。未避孕未孕1年多。末次月经9月21日来潮。妇科检查：外阴无殊，阴道通畅，宫颈轻度柱状上皮外移；宫体前位，大小正常，质地中等，活动，压痛；两侧附件压痛。生育史：1-0-4-1。舌淡红，苔薄白，脉细滑。

中医诊断： 带下（痰浊湿热）。

西医诊断： 子宫内膜炎。

治法： 攻逐痰饮，清利湿热。

方药： 十枣汤合三妙丸加味。

甘遂5g，芫花4g，大戟3g，红枣10枚，炒黄柏10g，苍术

12g, 川牛膝15g, 土茯苓20g, 3剂。

二诊: 2007年10月20日。带下已少, 色微黄。服药时恶心, 腹痛腹泻, 嘱加陈皮之后, 恶心减轻, 腹痛缓解。咽喉不适, 有痰。舌淡红, 苔薄白, 脉细滑。

方药: 守上方, 加陈皮10g, 半夏10g, 桔梗6g, 4剂。

三诊: 2007年10月24日。带下已除。

【按语】带稠如涕者, 或可从痰论治。用十枣汤获效迅捷者, 他方定如隔靴搔痒。

导水汤治疗带多3个月案

谢某, 女, 42岁。初诊: 2021年5月24日。

停经3年余, 带下量多近3个月, 加重近2周, 色白或黄, 质黏或稀, 无阴痒, 无异味; 无腰酸, 乳头疼痛, 尿频, 每小时1~2次, 大便正常。身高150cm, 体重57kg。既往妊娠糖尿病史。妇科检查: 外阴阴性, 阴道畅, 分泌物量多, 色白, 宫颈轻度柱状上皮外移; 宫体偏小, 平位, 质地中等, 活动, 无压痛; 左附件轻压痛。舌淡红, 苔薄白, 脉细。

中医诊断：带下（湿热壅滞）。

治法：利水清热止带。

方药：导水汤加减。

制大黄5g，炒黄芩10g，牵牛子6g，滑石粉30g，贯众15g，椿根皮20g，萹蓄10g，海螵蛸30g，7剂。

二诊：2021年5月31日。药后带下明显减少，尿色黄，阴道间断少许出血，今无阴道出血，大便正常。舌脉如上。

方药：守上方，加薏苡仁20g，7剂。

三诊：2021年6月7日。药后白带续减，无阴道出血，无其他不适。舌脉如上。

方药：易黄汤加减。

芡实20g，车前子10g，黄柏6g，山药15g，白果10g，贯众15g，椿根皮15g，7剂。

【按语】带下量多，色黄浊，身体壮实者，可用通导法治疗，有倒瓮除污之妙。

排脓散合排脓汤治疗带下2年案

彭某，女，28岁。初诊：2006年11月22日。

带下量多如水2年有余，阴痒反复发作；伴小腹隐痛，腰部酸痛。月经周期基本规则，经量中等，色鲜红，一周净。纳便正常。末次月经11月12日来潮。B超检查无殊。生育史：1-0-2-1。妇科检查：外阴无殊，阴道通畅，宫颈中度柱状上皮外移；宫体前位，正常大小，活动，质地中等，压痛；两侧附件压痛。舌淡红，苔薄白，脉细。

中医诊断：带下（湿毒下注）。

西医诊断：宫颈中度柱状上皮外移，慢性盆腔炎性疾病后遗症。

治法：清热解毒，排脓。

方药：排脓散合排脓汤加味。

枳实10g，芍药10g，桔梗9g，甘草9g，生姜4片，大枣6个，贯众20g，土茯苓15g，蒲公英15g，海螵蛸20g，白芷10g，白果10g，5剂。

二诊：2006年12月1日。带下消失。舌脉如上。

方药：守上方，续进7剂以善后。

【按语】排脓散：枳实十六枚，芍药六分，桔梗二分。上三味，杵为散，取鸡子黄一枚，以药散与鸡黄相等，揉和令相得，饮和服之，日一服。排脓汤：甘草二两，桔梗三两，生姜一两，大枣十枚。上四味，以水三升，煮取一升，温服五合，日再服。两方均出自《金匮要略》。治带与治脓有相通之处，用之辄效。

首乌蛋治疗带下案

钟某，38岁。初诊：2008年1月17日。

因"继发不孕8年"就诊。妇科检查未发现异常，输卵管造影提示两侧均堵塞。一周来带下量多如水、无臭气，腰部及足后跟疼痛。舌淡红，苔薄白，脉细。

中医诊断：带下（肾虚）。

治法：益肾止带。

方药：何首乌50g，鸡蛋2个，5剂。

上二味用文火煎至半小时后，将鸡蛋壳敲碎再煮15分钟，早晚分吃1个鸡蛋。

二诊：2008年1月24日。带下已除，腰部、后跟疼痛均消失。

【按语】该法适用于肾虚患者。何首乌有引起肝脏损伤的副作用，这点需要注意。

药粥治疗胎动不安案

董某，女，27岁。

妊娠40天，今晨阴道少量出血，色红，腰酸痛。舌淡红，苔薄白，脉细。

治法： 补益脾肾。

方药： 生山药60g，杜仲12g，苎麻根15g，糯米80g，4剂。

前3味中药煎成后去滓，入糯米熬成粥，分两次食用。

服药当天，阴道出血即净。

【按语】药食同源。食疗是最受孕妇欢迎和放心使用治疗方法。

银器治疗胎漏2个月案

陈某，女，27岁。

因"反复阴道出血伴腰酸23天未止"会诊。现阴道出血色淡红，量少，无腹痛，无腰酸等不适。生育史：1-0-2-1（2011年顺产1子，2013年人流1次，2017年孕40天胎停行药流）。现病房用药：黄体酮针、地屈孕酮片、达肝素钠针。辅助检查：抗核抗体1∶100。2018年5月18日B超：宫内早孕，约7周，可见原始心管搏动。子宫动脉检测：左侧流速53cm/s，阻力指数0.86，收缩期峰值流速/舒张期流速7.54；右侧流速43cm/s，阻力指数0.85，收缩期峰值流速/舒张期流速6.6。

会诊一： 2018年5月28日。或见出血量少，卫生巾见黏液及水晕。舌淡红，苔薄白，脉细。

中医诊断： 胎漏（脾虚夹湿）。

治法： 健脾渗湿止血。

方药： 猪苓汤加味。

猪苓12g，茯苓12g，泽泻10g，滑石15g，荆芥炭10g，阿胶10g（烊冲），萆薢10g，地榆12g，3剂。

会诊二： 2018年5月31日。阴道出血未净，或多或少，或红或淡。舌稍红，苔薄白，脉软。

方药： 猪苓汤加味。

猪苓12g，茯苓12g，泽泻10g，滑石15g，党参20g，阿胶10g（烊冲），荆芥炭10g，生黄芪12g，侧柏10g，4剂。

会诊三：2018年6月4日。症如上，出血如夹涕状。舌淡红，苔薄白，脉细。

治法：清热止血。

方药：地榆30g，醋30mL（浸地榆），槐花15g，阿胶10g（烊冲），樗白皮15g，防风10g，升麻10g，3剂。

会诊四：2018年6月7日。阴道出血净2天后，今天少许咖啡色出血。舌脉如上。

方药：守上方，醋加至50mL，加白头翁12g，3剂。

会诊五：2018年6月11日。阴道出血减少、色淡、恶心。舌淡红，苔薄白，脉细滑。

治法：清肝止血。

方药：钩藤10g，生白芍12g，桑叶10g，石决明20g，龟甲胶10g（烊冲），黄芩炭10g，防风10g，地榆30g，7剂。

会诊六：2018年6月14日。今阴道出血净，寐浅。舌脉如上。

方药：守上方，加旱莲草15g，菊花6g，5剂。

会诊七：2018年6月19日。无阴道出血，寐浅，恶心减轻。

舌脉如上。

方药: 守上方, 4剂。

会诊八: 2018年6月22日。出血净10天后再次出血, 色或暗红或粉红。舌脉如上。

治法: 温经止血。

方药: 胶艾汤加味。

阿胶10g(烊冲), 艾叶3g, 当归6g, 炒白芍9g, 熟地黄10g, 甘草3g, 川芎3g, 仙鹤草20g, 荆芥炭10g, 海螵蛸15g, 3剂。

会诊九: 2018年6月25日。6月23日阴道出血增多, 色鲜红, 无腹痛, 无腰坠。B超提示胎盘低置(距宫颈内口约7mm), 胎儿存活, 约12周。舌淡红, 苔薄白, 脉细滑。

治法: 益气清热止血。

方药: 生晒参15g(调冲), 升麻10g, 苎麻根30g, 竹茹10g, 旱莲草30g, 生白芍15g, 桑叶12g, 阿胶10g(烊冲), 2剂。

会诊十: 2018年6月27日。阴道出血明显减少, 恶心。舌淡红, 苔薄白, 脉细滑。

方药: 生晒参20g(调冲), 升麻10g, 苎麻根45g, 竹茹10g, 旱莲草50g, 生白芍15g, 阿胶10g(烊冲), 糯稻根30g, 3剂。

铁皮风斗精, 每次4包, 日服2次。

会诊十一： 2018年6月30日。阴道出血续减。舌脉如上。

方药： 守上方，加玉米须20g，3剂。

会诊十二： 2018年7月3日。晨起出血量稍多，暗红色，之后减少减淡。舌脉如上。

治法： 和血安胎。

方药： 十三太保方。

当归5g，川芎5g，厚朴3g，艾叶3g，黄芪3g，荆芥3g，川贝母5g，菟丝子3g，炒枳壳2g，羌活2g，甘草3g，炒白芍6g，生姜2片，3剂。

会诊十三： 2018年7月6日。孕13^{+5}周，阴道出血少，色黯。舌脉如上。

方药： 十三太保方加味。

当归5g，川芎5g，厚朴3g，艾叶3g，黄芪3g，荆芥3g，川贝母5g，菟丝子3g，炒枳壳2g，羌活2g，甘草3g，炒白芍6g，生姜2片，白茅根12g，木贼10g，3剂。

会诊十四： 2018年7月9日。昨天阴道出血净，今阴道少许出血。

方药： 中药守上方，加银镯1枚，水煎后代水，3剂。

会诊十五： 2018年7月12日。阴道出血基本已净。舌脉如上。

方药: 守上方,4剂。

会诊十六: 2018年7月16日。无阴道出血1周,胎盘下缘距宫颈内口20mm,宫内液暗区25mm×6mm×22mm。舌脉如上。

方药: 守上方,7剂。

服药之后无阴道出血而出院。8月8日随访,一切正常。

【按语】银器治疗胎漏,最早记载于唐代咎殷的《经效产宝》,宋代之后,逐渐被人们淡忘。现在用来,仍疗效非凡,屡试不爽。

鲤鱼治疗胎漏45天案

吴某,女,30岁。初诊: 2010年10月19日。

妊娠4月,阴道少量出血45天未净,色暗红。腰痛,纳便正常。舌淡红,苔薄白,脉细滑。

中医诊断: 胎漏(脾肾两虚)。

治法: 健脾益肾安胎。

方药: 稽豆衣30g, 糯稻根50g, 鲤鱼1条 (0.25kg重, 煎汤代水), 旱莲草30g, 仙鹤草30g, 五倍子10g, 3剂。

二诊: 2010年10月22日。进药2剂阴道出血净, 偶觉腰痛。舌脉如上。

方药: 守上方, 加杜仲12g, 7剂。

【按语】《本草纲目拾遗》称, 鲤鱼"主安胎。胎动、怀妊身肿, 为汤食之"。

胎漏2个月剧咳4天案

王某, 女, 30岁。因"孕13周, 阴道反复出血2个月, 咳嗽4天"住院治疗未愈会诊。

会诊一: 2020年6月11日。患者近2个月来反复阴道出血。6月8日起夜间11时至凌晨3时有气上逆, 咽痒咳嗽, 痰白量少, 夜间咳甚, 不能平卧, 难以入眠。伴阴道少量褐色出血, 腹胀纳欠。每日饮水4000mL, 口苦。住院用阿奇霉素片等药。中药用炒枳壳5g, 炒白芍15g, 炙甘草3g, 柴胡10g, 前胡10g, 桔梗9g, 百合20g,玄参9g,生地黄炭15g,熟地黄10g,防风10g,蝉蜕9g,麦冬9g,竹茹12g,黄芩炭15g。舌淡红,苔薄白,脉细。

中医诊断: 子嗽(痰气上逆),胎漏(冲任不固)。

西医诊断: 先兆流产,上呼吸道感染。

治法: 先治子嗽,后治胎漏。降气化痰,润肺止咳。

方药: 茯苓杏仁甘草汤加减。

金沸草10g,茯苓10g,杏仁10g,炙甘草6g,川贝粉3g(吞),百部10g,紫菀10g,白前10g,炒莱菔子6g,罗汉果10g,前胡10g,4剂。

吩咐停止饮水。

会诊二: 2020年6月15日。咳嗽减轻,时间缩短至1小时,痰少色白、难咳出,可平卧睡眠。舌脉如上。

方药: 中药守上方,加苏子6g,瓜蒌皮10g,4剂。

会诊三: 2020年6月18日。咳嗽近愈,昨晚阴道少许出血,色暗。

方药: 守上方,加侧柏12g,仙鹤草20g,5剂。

会诊四: 2020年6月23日。阴道出血净5天,偶咳一二声,痰少色白,寐浅,易醒,便软。

方药: 温胆汤加味。

茯苓10g，姜半夏9g，炙甘草6g，炒枳壳6g，竹茹9g，陈皮9g，酸枣仁12g，合欢花10g，炒白术10g，夜交藤15g，6剂。

【按语】不同病证选择先后治疗；停止饮水是治疗的要点。

药食治疗羊水穿刺阴道出血59天案

翁某，女，35岁。初诊：2008年7月25日。

妊娠7个多月，5月28日行羊水穿刺检验之后，阴道出血至今未净，血量少，色淡红。无腰腹疼痛。舌淡红，苔薄腻，脉细。

中医诊断： 胎漏（脾虚血热）。

西医诊断： 羊水穿刺后出血。

治法： 健脾凉血。

方药： 苎麻根50g，大枣10枚，糯米100g，5剂。

先将苎麻根煎汤，去药渣，加大枣、糯米再共煮，待粥熟吃粥。

二诊： 2008年7月31日。阴道出血未净，倦怠。舌脉如上。

方药: 守上方, 加太子参20g, 5剂。煎法、服法同上。

三诊: 2008年8月5日。阴道出血净已3天。

方药: 守上方, 续进5剂以善后。

【按语】食疗是最受孕妇欢迎的治疗方法, 一是解决了孕妇对于药物的顾忌, 二是避免了妊娠反应对大队药物的反感。

饮自尿治疗妊娠恶阻案

周某, 女, 25岁。

妊娠43天, 恶心呕吐, 至食物吐净方止已3天。嗳气, 口淡多涎, 易饥, 大便正常。舌淡红, 苔薄白, 脉细。

方药: 接自尿适量, 直接饮服。

另蔻仁5g(杵冲), 泡水代茶。

二诊: 呕吐已止, 嗳气, 大便水泻2天。

改用理中汤加味治疗善后。

【按语】用自尿治疗重型妊娠恶阻极少报道, 践行者鲜见，但疗效尚佳。这次试用有效。

黄土汤治疗恶阻胎漏案

陈某，女，29岁。初诊：2012年7月19日。

停经49天，阴道少量出血2天；恶心呕吐3天，口淡无味。雌二醇1075pmol/L，孕酮89.88nmol/L，人绒毛膜促性腺激素83749U/L。舌淡红，苔薄白，脉细。

中医诊断：恶阻（温胃止呕），胎漏（血虚血热）。

西医诊断：先兆流产。

治法：温阳健脾，养血止血。

方药：黄土汤加减。

伏龙肝30g（煎汤代水），炙甘草6g，熟地黄10g，炒白术10g，阿胶10g（烊），黄芩炭6g，赤石脂12g，半夏10g，仙鹤草20g，陈皮6g，4剂。

二诊：2012年7月24日。恶阻已除，阴道出血净。舌脉如上。

方药：守上方，6剂。

【按语】黄土汤是《金匮要略》治疗远血的方剂，由于其具有温阳健脾的作用，故可以用于脾阳虚的恶阻和胎漏。

• 吴茱萸汤敷脐治疗恶阻案

周某，女，28岁。初诊：2016年11月10日。

停经46天，多痰涎，口淡，恶心，纳欠，脘胀，或嗳气，欲食辛辣，大便正常。舌淡红，苔薄白，脉濡。

中医诊断：妊娠恶阻（痰湿中阻）。

治法：化痰和胃。

方药：二陈汤合三子养亲汤加味。

陈皮10g，半夏12g，茯苓10g，苏子10g，炒莱菔子10g，白芥子3g，炙甘草6g，细辛2g，干姜5g，6剂。

二诊：2016年11月17日。症状无好转。舌脉如上。

治法：温胃降逆。

方药：吴茱萸汤加味。

吴茱萸6g，党参10g，生姜3片，大枣5枚，细辛3g，半夏10g，川椒3g，益智仁10g，5剂。

三诊：2016年11月22日。恶心呕吐，涎水多。人绒毛膜促性腺激素194756IU/L，雌二醇5159pmol/L，孕酮59.3nmol/L。舌脉如上。

方药： 吴茱萸6g，党参10g，生姜3片，大枣5枚，丁香2g，细辛3g，半夏12g，陈皮10g，苏梗10g，4剂。

四诊： 2016年11月26日。呕吐如上，舌脉如上。

方药： 守上方，改丁香至5g，党参至15g，半夏至20g；加白术10g。3剂。

改用中药颗粒制剂，水调敷脐，每日1次。

五诊： 2016年11月29日。恶阻明显好转，口水减少。舌脉如上。

方药： 守上方，7剂。用法同上。

药后恶阻消失。

【按语】治疗妊娠恶阻，避开口服中药而用敷脐法，开辟了一个治疗用药的新途径，非常受患者的欢迎，而且疗效很好，是一个值得推广的新方法。

酸梅汤治疗妊娠恶阻干呕5天案

李某，女，31岁。初诊：2012年12月15日。

宫内早孕约6周，B超可见原始心管搏动。干呕、纳欠、嗜酸、口苦5日，伴矢气。舌淡红，苔薄白，脉细。

中医诊断：妊娠恶阻（肝胃不和）。

治法：养肝和胃。

方药：乌梅白糖汤。

乌梅30g，白糖30g，7剂。水煎代饮频服。

二诊：2012年12月22日。药后食欲转佳，可进素食，干呕。舌脉如上。

方药：乌梅30g，陈皮20g，白糖30g，7剂。

【按语】乌梅白糖汤　出自彭子益的《圆运动的古中医学》。孕妇喜酸味，投之所好，病已去半。又酸甘可以养肝化阴，甘可以入脾和胃，肝胃得和，恶阻易消。

梨蘸石膏末治疗妊娠恶阻吐血案

罗某，女，23岁。初诊：2013年12月18日。

患者曾因不孕症，经我治疗后怀孕。目前孕49天，B超示宫内早孕约6周，可见小胚芽及原始心管搏动。雌二醇6836pmol/L，孕酮86.38nmol/L，人绒毛膜促性腺激素

62165.0U/L。近日呕吐食物及酸水, 呕吐较剧时发现鲜血2次, 口中微咸, 偶嗳气, 胃痛, 粒米不下。喜食凉物与梨。大便正常。舌淡红, 苔薄白, 脉细滑。

中医诊断: 妊娠恶阻(胃热伤津)。

治法: 清胃养津。

方药: 石膏5g(研极细末), 梨1个(削皮切片), 川贝粉6g, 3剂。

将梨片蘸石膏末及川贝粉吃下。

二诊: 2013年12月21日。进药吐即止, 胃痛、泛酸、嗳气均除, 一次能食1碗米粥。舌脉如上。

方药: 石膏5g, 梨1个, 4剂。

【按语】患者所好, 是临床辨证施治的一个重要依据。"鲜梨片蘸生石膏细末"之服法, 得益于张锡纯的《医学衷中参西录》。

甘草干姜汤加味治妊娠吐口水1周案

钱某, 女, 25岁。初诊: 2017年11月30日。

孕13⁺周，恶心呕吐，吐口水1周。口干，不欲饮。舌淡红，苔薄白，脉细。

中医诊断: 妊娠多涎（脾寒不摄）。

治法: 温脾和胃。

方药: 甘草干姜汤加味。

炙甘草10g，干姜5g，半夏10g，紫苏梗10g，5剂。

二诊: 2017年12月7日。不吐口水，日饮开水2杯，恶心呕吐轻微。

方药: 守上方，续进3剂。

【按语】甘草干姜汤是《金匮要略》治疗"肺痿吐涎沫而不咳"的方子，仅炙甘草与干姜两味。一张温肺的方药经过加味，成为一张温脾的方药，用于妊娠吐口水。

大建中汤治妊娠夜间胃痛1个月案

张某，女，33岁。初诊: 2012年11月12日。

妊娠15周，9月28日因"妊娠剧吐"住院1周后出院。现夜间胃脘饥饿性疼痛1个月，偶有恶心呕吐，出冷汗，纳差，喜热食，夜寐欠佳，二便正常。近两天心慌。10月12日B超检查提示宫内早孕10周，可见胎心管搏动。舌淡红，苔薄白，脉滑。

中医诊断: 胃脘疼痛（脾胃虚寒）。

治法: 温中补虚，降逆止痛。

方药: 大建中汤加味。

党参15g，川椒3g，干姜5g，饴糖30g（冲），乌药9g，半夏10g，百合30g，甘松10g，7剂。

二诊: 2012年11月20日。夜间胃痛已除，嗳气，恶心呕吐，口淡，多涎。舌脉如上。

方药: 干姜人参半夏丸加味。

干姜5g，党参12g，半夏12g，砂仁5g（后下），檀香3g，甘松10g，苏梗10g，陈皮6g，6剂。

【按语】大建中汤是《金匮要略》治疗"心胸中大寒痛，呕不能饮食，腹中寒，上冲皮起，出见有头足，上下痛而不可触近"的方子。其描述的症状，与现代医学的胃肠痉挛相似。此案以大建中汤加味治疗胃痛，用干姜人参半夏丸治疗妊娠恶阻。

益气法治疗妊娠便秘案

庄某，女，24岁。初诊：2011年5月5日。

原发不孕1年10个月，大便虚恭，日解3~4次，量少不顺，成形或如羊矢状。月经延期，尿妊娠试验阳性。舌淡红，苔薄白，脉细。

中医诊断： 妊娠便秘（气虚）。

治法： 益气润便。

方药： 补中益气汤加味。

黄芪15g，党参15g，白术10g，陈皮6g，升麻6g，当归5g，炙甘草6g，肉苁蓉15g，胡桃肉30g，枸杞子15g，5剂。

二诊： 2011年5月6日。大便顺利，次数正常，肠鸣。舌脉如上。

方药： 守上方，去枸杞子、胡桃肉，加槟榔6g，5剂。

【按语】益气法治疗便秘，属于塞因塞法，是针对气虚大便不运者。

甘草小麦大枣汤治疗妊娠便秘案

徐某，女，28岁。初诊：2005年6月2日。

妊娠3.5个月，便秘加重3个月，服用中药或使用开塞露后，大便3～4天一解，先硬后溏。胃脘或觉隐痛泛酸，嗳气，口干而淡，纳欠。就诊时大便3天未解。舌淡红，苔薄白，脉细滑。

中医诊断： 妊娠便秘（肠燥）。

西医诊断： 中期妊娠，便秘。

治法： 健脾养血，润燥运便。

方药： 甘草小麦大枣汤加味。

炙甘草8g，小麦60g，大枣10枚，甘松10g，佛手8g，炒白芍12g，桑椹子20g，何首乌20g，生白术45g，4剂。

二诊： 2005年6月7日。服药1剂，大便即正常，每日一解，质中。其余症状也随之消失。舌脉如上。

方药： 守上方，续进5剂以巩固疗效。

【按语】甘草小麦大枣汤是一张甘味缓急的方剂，可解虚证便秘难出之急。《本草纲目》小麦条称"生食利大肠"。小麦具有润肠通便的功效，但用量宜大。《药品化义》称大枣"主治虚劳，善滋二便"。

黑芝麻治疗妊娠便秘案

黄某，女，30岁。初诊：2011年2月21日。

孕8周，便秘，二天解1次，如羊矢，恶心。舌淡红，苔腻，脉细滑。

方药：黑芝麻30g，火麻仁12g，山药30g，生白术30g，蔻仁5g（冲），佛手10g，14剂。

二诊：2011年3月7日。大便正常，恶心，口淡。

方药：六君子汤加山药15g，白扁豆20g，苏梗10g，14剂。

【按语】《现代中药药理与临床》称：黑芝麻所含脂肪油，能润燥滑肠而缓下。对于妊娠便秘，既安全又有效。

果药相辅治疗妊娠便秘案

阮某，女，31岁。孕25周。初诊：2020年12月3日。

因"小腹坠胀半月，大便4~5日一解，鼻衄2个月"前来就诊。患者孕5个月时，因下腹坠感曾住院治疗，后缓。近2日因工作久坐后复感腰酸腹胀，程度轻，休息后可缓。纳少易饥，食欲不佳，多饮不解渴。便秘4~5日一解，状若羊屎。服用乳米糖后，2~3天一解。鼻衄2个月，出血量少。舌淡红，苔薄白，脉细滑。

中医诊断：妊娠便秘（阴虚肠燥）。

治法：滋阴泻火，和胃安胎。

方药：荸荠10个，火龙果半个，猕猴桃2个，生地黄12g，北沙参12g，麦冬12g，生白术50g，白茅根15g，生白芍12g，南瓜蒂1个，莲蓬10g，5剂。

二诊：2020年12月10日。小腹坠胀、鼻衄、口烦渴感均除。大便易解，2天一行，成形质软。昨夜宫缩2分钟余，片刻自行缓解。刻下腹部、下肢皮肤瘙痒，纳欠。舌脉如上。

方药：荸荠10个，火龙果半个，猕猴桃2个，生地黄12g，生白术50g，生白芍12g，鸡内金10g，白扁豆20g，炒谷芽10g，炒麦芽10g，南瓜蒂1个，莲蓬10g，5剂。

【按语】荸荠、火龙果、猕猴桃均具有润肠通便的作用，味佳，营养丰富，是孕妇十分欢迎的药用食物。

蜜煎导治疗妊娠便秘案

王某，女，28岁。初诊：2021年1月15日。

因"妊娠12周，排便困难3个月，加重1周"就诊。患者孕12周，孕前排便规律，大便顺畅，自妊娠起出现大便秘结，1~2日1次，食用水果等方法均无改善。近一周便秘加重，2日1次，便干，呈颗粒羊屎状，无痔疮、肛裂，无便血。一周前B超检查提示宫内早孕，单活胎（如孕12周）。舌淡红，苔薄白，脉细。

中医诊断： 妊娠便秘（热结津亏）。

治疗： 蜜煎导塞肛。

具体做法： 在不锈钢或搪瓷锅中滴入少许香油，小火加热后将30mL蜂蜜放入，小火煎，不断搅动勿焦，待煎为饴状焦糖色，停止加热，待稍冷不烫手时，趁热捻作栓，两头尖，粗细如竹筷，长约3cm，呈枣核状，冷却待用。用时患者取侧卧位，将其纳入肛门。每日1次，7天为1个疗程。

二诊：2021年1月21日。大便已正常，排便顺畅，呈条状，每日1次。

嘱其蜜煎导栓必要时备用。

【按语】蜜煎导出自《伤寒论》，是治疗"阳明病，自汗出。若发汗，小便自利者，此为津液内竭，虽硬不可攻之；当须自欲大便"，使用的方剂，润便而不伤正。

小建中汤治疗妊娠腹痛案

林某，女，38岁。会诊一：2017年6月1日。

妊娠77天，近1个月来无明显诱因出现下腹隐痛不适，每日夜间1~3点钟之间发作，持续5~6小时，静滴间苯三酚针后稍缓解，2~3天发作1次。大便正常，无矢气。口干口苦，恶心，无呕吐，偶有胸闷，小腹按揉痛减。舌质稍红，苔薄白，脉细软。

中医诊断：妊娠腹痛（冲任虚寒）。

治法：温中补虚。

方药：小建中汤加味。

桂枝5g, 炒白芍12g, 炙甘草6g, 生姜3片, 大枣5个, 饴糖30g（冲）, 炒黄芩6g, 苏梗10g, 4剂。

会诊二： 2017年6月5日。腹痛已除, 今日出院。

方药： 守上方, 7剂。

【按语】小建中汤是《金匮要略》治疗妇人腹中痛的方子, 通常是虚寒性疼痛。患者下腹隐痛、喜按、恶心, 脉软, 属于冲任虚寒；舌质稍红, 属寒中夹热。

敷脐法治疗妊娠出汗半个月案

李某, 女, 27岁。初诊：1994年3月5日。

孕期8⁻个月, 寐中脐下至臀部大腿大量出汗约半个月, 以致被褥潮湿, 每天均要晾晒。胎动、胎儿发育、胎位均正常。舌红, 苔薄白, 脉缓滑。

中医诊断： 妊娠盗汗（阴虚）。

治法： 收敛止汗。

方药： 五倍子30g, 研成极细末, 水调外敷脐部。

二诊： 1994年3月14日。敷药之后2天, 身体出汗消失。

【按语】《集灵方》用五倍子研末津调填脐中治疗自汗、盗汗，并称"甚妙"。

百合鸡子汤治疗妊娠子烦1周案

金某，女，28岁。初诊：2006年5月12日。

妊娠41天，莫名其妙出现心烦性躁1周，小腹阵痛10天。乳房胀痛，恶心轻微，无呕吐，偶有泛酸，口苦，不欲饮，纳可，二便正常。5月8日曾自服益母草颗粒1次。血β-绒毛膜促性腺激素1369.94mIU/mL。舌淡红，苔薄白，脉细滑。

中医诊断：子烦（心阴不足，肝有郁火）。

治法：养心清肝，调气除烦。

方药：百合鸡子汤合栀子豉汤加味。

百合15g，鸡子黄1枚（打，冲），炒栀子10g，淡豆豉10g，木蝴蝶4g，佛手10g，甘松10g，预知子10g，4剂。

二诊：2006年5月15日。药后心烦性躁已除，脐周隐痛，大便今软，矢气，喷嚏身冷，鼻息热，咽痛口苦。舌脉如上。

治法：清热疏风解表。

方药: 栀子豉汤合桔梗汤加味。

炒栀子10g, 淡豆豉10g, 桔梗5g, 生甘草5g, 槟榔5g, 荆芥10g, 木蝴蝶4g, 葱白4条, 3剂。

【按语】百合鸡子汤是《金匮要略》治疗"百合病, 吐之后", 具有清热滋阴、养心安神的方子; 栀子豉汤是一张治疗伤寒"发汗吐下后, 虚烦不得眠"的方子。两方合用, 具有极佳的治疗虚烦的效果。

猪肾治疗妊娠腰痛难以转侧起坐案

江某, 女, 28岁。初诊: 2012年12月11日。

患者曾因不孕于此前经我治后怀孕, B超检查显示: 宫内早孕约7周, 可见原始心管搏动。近日自觉腰痛剧烈, 难以转侧起坐, 大便稍结。舌淡红, 苔薄白, 脉细。

中医诊断: 妊娠腰痛(肾虚)。

治法: 益肾安胎。

方药: 猪肾1只(代水), 胡桃肉50g(冲服), 枸杞子20g,

白术30g, 菊花10g, 杜仲12g, 6剂。

二诊: 2012年12月17日。腰痛明显好转, 转身起坐无碍。

方药: 守上方, 加五加皮10g, 7剂。

【按语】猪肾之用属于中医的脏腑疗法。《别录》称菊花"疗腰痛去来陶陶……利五脉, 调四肢"。

猪脊髓治疗妊娠腰脊痛13天案

谢雪燕, 35岁。初诊: 2012年5月23日。

妊娠38天, 10天前剧烈运动后右少腹隐痛, 触压均痛, 伴腰脊酸明显。阵发性干咳3天, 口干, 纳便正常。检测血HCG (人绒毛膜促性腺激素) 14603U/L, P (孕酮) 84.2nmol/L, E_2 (雌二醇) 2506pmol/L。舌淡红, 苔薄白, 脉细。

中医诊断: 妊娠腹痛(气血不和)。

治法: 先拟调和气血。

方药: 十三太保方, 3剂。

黄体酮针, 每次20mg, 每日1次, 肌内注射。

二诊： 2012年5月26日。腹痛已除，腰脊疼痛未减，便秘。舌淡红，苔薄白，脉细滑。

治法： 益肾补督。

方药： 猪脊髓1条，胡桃仁30g，五加皮10g，桑寄生15g，菟丝子15g，续断10g，络石藤12g，4剂。

三诊： 2012年5月30日。腰脊痛减，恶心。舌脉如上。

方药： 猪脊髓1条，胡桃仁30g，杜仲10g，桑寄生15g，菟丝子15g，续断12g，山药15g，砂仁5g（后下），陈皮10g，5剂。

四诊： 2012年6月6日。腰脊痛除。

【按语】用猪脊髓治疗腰脊，属于中医"以脏补脏"的治疗方法。

猪脊髓治疗遗尿5年案

潘某，女，58岁。初诊：2021年1月14日。

因"反复尿频尿急、尿道口灼热10余年，遗尿5年"就诊。患者10余年前无明显诱因下出现尿频尿急、尿道口灼热感，小便混浊，自服草药稍减轻。5年前出现遗尿，1个月2~3次，近2周发生数次。寐差1年，常彻夜未眠，最多一晚可睡5小时。口苦，口不渴，舌痛、有灼热感。背部疼痛，腰骶及下肢酸痛、坠，足跟痛，夜间睡觉时需垫高小腿，跟部接触床时即痛。48岁绝经，现潮热，出汗不明显，纳佳，反酸，嗳气，饮凉茶、冷水后胃部不适，大便难解、2~3天1次、呈羊屎状。2020年11月26日尿常规检查：尿微量蛋白5.13mg/dL。既往史：慢性肝病；右肾囊肿。舌稍红，苔薄白，脉细弦。

中医诊断：遗尿（肾阴虚，虚火旺）。

治法：滋阴固肾，清热通淋。

方药：大补阴丸合知柏地黄汤加味。

猪脊髓1条（代水），知母10g，炒黄柏5g，熟地黄15g，山茱萸10g，山药15g，茯苓10g，牡丹皮9g，泽泻10g，龟甲胶10g（烊冲），鳖甲15g，旱莲草20g，女贞子30g，佛手12g，7剂。

二诊：2021年1月21日。遗尿未发生；睡觉时无需垫脚，可盖被子，背痛已除；睡眠改善，半小时可入睡。小便热、急除，小便转清，大便每日一解呈条状，无反酸。舌脉如上。

方药：守上方，加珍珠粉3g（吞服），7剂。

三诊：2021年5月12日。遗尿已愈，余候亦消。双下肢酸胀、重，足底发热，晨起眼睑水肿可自行缓解，口微苦，口气重，嗳气多，反酸，大便2天1次正常成形。舌脉如上。

方药：知柏地黄汤加味。

知母10g，炒黄柏5g，熟地黄15g，山茱萸10g，山药15g，茯苓10g，牡丹皮9g，泽泻10g，旱莲草15g，杜仲12g，菟丝子12g，怀牛膝12g，7剂。

【按语】大补阴丸出自《丹溪心法》，原名大补丸，是降阴火，滋肾水的方剂。

秦皮湿敷治疗妊娠结膜炎案

夏某，女，27岁。

初诊：早孕70天，两目结膜充血疼痛，干涩瘙痒，眼屎增多1周。

中医诊断：天行赤眼（湿热）。

西医诊断：病毒性结膜炎。

治法: 清肝明目。

方药: 秦皮30g, 3剂。水煎待凉, 湿敷两目, 每日不拘次数。

二诊: 3天之后再诊, 上述症状已除。

【按语】《中华本草》记载, 秦皮具有清肝明目之功, 既可内服, 又可外用。

鲜藕治疗妊娠鼻衄案

陈某, 女, 29岁。初诊: 2012年12月7日。

停经40天, 鼻衄伴咽痒、咽痛3天。人绒毛膜促性腺激素19828U/L, 孕酮112.65nmol/L。舌淡红, 苔薄白, 脉细。

中医诊断: 妊娠衄血(风热伤络)。

治法: 疏风凉血。

方药: 鲜藕50g, 生地黄12g, 玄参12g, 荆芥10g, 白茅根15g, 炒栀子6g, 5剂。

二诊: 2012年12月13日。鼻衄已除, 后脑痛5天。嗳气, 口水多。舌淡红，苔薄白，脉细。

治法： 健脾和胃，平肝。

方药： 六君子汤加味。

党参12g，白术10g，茯苓10g，炙甘草6g，陈皮6g，半夏9g，珍珠母15g，菊花10g，佛手10g，蔻仁（杵冲）3g，5剂。

【按语】藕味甘，性寒。生用清热，凉血，散瘀，最适用于血热引起的鼻衄，用量宜大。

藕汁治疗妊娠血淋案

陈某，女，28岁。初诊：2013年3月6日。

妊娠34周，小便灼热，尿血5天，小便末段肉眼可见鲜红血液。舌红，苔薄白，脉滑。尿常规检查：隐血（++）、白细胞（+）。B超检查：两肾、输尿管、膀胱未见异常回声。舌淡红，苔薄白，脉细。

中医诊断： 子淋（下焦湿热）。

治法： 清热凉血通淋。

方药: 石韦20g, 白茅根30g, 大蓟15g, 小蓟15g, 车前草10g, 六一散30g(包), 大青叶10g, 海金沙藤30g, 3剂。

另: 鲜藕汁1杯。

二诊: 2013年3月9日。小便出血及灼热感消失。复查尿常规正常。

【按语】夏桂成编的《中医临床妇科学》治疗子淋伴尿血, 用二鲜饮(鲜藕120g, 鲜茅根120g)煎服。其实鲜藕汁服用, 效果尤佳。

妊娠唇炎化脓4天湿敷案

廖某, 女, 42岁。初诊: 2017年11月1日。

孕8⁺周, 就诊时下唇干裂, 数处溃疡化脓已经4天。

中医诊断: 唇疮(阴虚血热)。

西医诊断: 急性糜烂性唇炎。

治法: 养阴, 清热, 消肿。

方药: 珠儿参30g, 水煎凉后湿敷口唇, 不拘时。

二诊: 2017年11月4日。复诊,唇炎已愈。

【按语】临床使用珠儿参者不多,其味苦、甘,性寒。功能清热养阴,散瘀止血,消肿止痛。

蜂蜜涂抹治疗妊娠口糜3天案

林某,女,28岁。初诊: 2008年5月4日。

妊娠45天,口腔溃疡3天,溃疡面约0.5cm×1cm,疼痛影响进食。舌淡红,苔薄白,脉细滑。

中医诊断: 妊娠口糜(胃中虚热)。

西医诊断: 口腔溃疡。

方药: 取蜂蜜适量涂抹局部溃疡面,一日数次。

外涂1天,口腔溃疡立即愈合,疼痛消失。

【按语】《圣济总录》记载:"口疮糜烂,生蜜一味,频用涂疮上。三五次,即愈。"我用之屡验不爽。

妊娠牙龈肿痛内服漱口案

吴某，女，25岁。初诊：2013年8月17日。

患者妊娠10周，恶阻，流涕，咽痛，牙龈肿痛5天。舌淡红，苔薄白，脉细。

中医诊断：外感（风热），妊娠龈肿（血热）。

西医诊断：上呼吸道感感染，牙龈炎。

治法：益气解表，清热利咽。

方药：①异功散加味。

党参10g，茯苓10g，白术10g，炙甘草6g，陈皮10g，淡豆豉10g，蝉蜕5g，薄荷3g（后下），5剂。

②白薇15g，珠儿参15g，5剂。水煎凉后含漱。

二诊：2014年4月2日。漱口1天，牙龈肿痛即除，外感症状消失，近日无呕吐，胃脘烧灼感。舌脉如上。

方药：六君子汤加海螵蛸10g，佛手10g，甘松6g，竹茹10g，5剂。

【按语】侗族有用白薇捣烂，开水浸泡口含，治疗咽喉炎的经验。该案即效法于此。

妊娠咽痛33天案

潘某, 女, 35岁。初诊: 2017年7月3日。

妊娠17⁺周, 吃西瓜后咽喉吞咽痛33天, 餐后上脘部隐痛, 嗳气。咽喉检查: 咽部无充血, 扁桃腺无肿大。舌淡红, 苔薄腻, 脉细。

中医诊断: 妊娠咽痛 (少阴火郁)。

治法: 温阳散寒, 行气利咽。

方药: 半夏散及汤加味。

半夏9g, 肉桂1g, 炙甘草6g, 甘松10g, 苏梗10g, 佛手10g, 3剂。

二诊: 2017年7月12日。诉服药时咽喉十分舒服, 药后咽喉吞咽痛、上脘疼痛均除, 尚有嗳气。

方药: 继续用药调理即愈。

【按语】半夏散及汤是《伤寒论》治疗"少阴病, 咽中痛"的方子，具有涤痰开结、散寒止痛的作用。7月天未炎热，吃西瓜咽痛，却查无热象。西瓜有"天然白虎汤"之谓，胃中虚寒者食之常病，寒从中生，痰阻经络，出现咽痛。这种咽痛，与条文病机相近，故用半夏散及汤主之。

半夏散及汤治疗妊娠咽喉夜痛3个月案

李某，女，33岁。初诊：2019年9月10日。

因"孕11^{+2}周，咽喉疼痛3个月余"就诊。患者末次月经6月25日来潮，曾住院保胎治疗，药用免疫球蛋白针、益赛普针、达肝素钠针、羟氯喹片、阿司匹林片、地屈孕酮片，8月12日出院。近3个月夜间咽干、咽痛较著，以至因痛而醒，一夜需饮水10余次，饮水后咽痛稍有缓解，口水多，白天则无上述症状。近10余天晨起咳脓痰、流脓涕，汗出怕冷。舌尖痛，口腔溃疡已10天，每日只能吃粥及较多水果充饥。大便3~7天1次，成形，无腹胀，今便溏1次。检查咽喉，局部并无充血。生育史：1-0-4-1（2009年停经50多天胚胎发育不良行无痛人流，2011年剖宫产，2014年停经60多天胎停人流，2017年停经60多天胎停人流，2019年6月生化妊娠）。舌尖红、糜烂，苔薄白，脉软。

中医诊断: 妊娠咽痛(少阴火郁)。

治法: 散寒开结,清热利咽。

方药: 半夏散及汤加味。

半夏6g,桂枝6g,炙甘草6g,制大黄6g,僵蚕10g,桔梗9g,4剂。

二诊: 2019年9月14日。服药第1、2天,夜间咽部干痛完全消失,无需饮水,舌尖痛除。现晨起咳白痰,大便每日一解,昨天下半夜咽部微痛。舌淡红,苔薄白,脉软。

方药: 守上方,加川贝粉(吞)3g,3剂。

三诊: 2019年9月17日。无咽喉疼痛,咳嗽减少,痰白量少易咳,大便1~2天1次、正常,舌尖糜烂已愈。舌稍红,苔薄白,脉软。

方药: 守上方,3剂。

【按语】半夏散及汤是《伤寒论》治疗"少阴病,咽中痛"的方剂。该案咽痛夜甚,引水自救,白昼无恙者,为少阴之火郁而不发,当用半夏散及汤辛温开达,内火自散;加僵蚕、桔梗者,以清火利咽治标。

一味甘草治疗妊娠咽痛案

陈某，女，26岁。初诊：2006年9月15日。

妊娠40天，秋燥当令，咽喉疼痛、燥咳3天，微恶寒，大便难，腰倦。检查时，未发现咽喉充血水肿。舌淡红，苔薄白，脉细。

中医诊断：咽喉疼痛（燥热）。

治法：清热泻火，利咽止痛。

方药：甘草汤。

生甘草6g，3剂。

二诊：2006年9月18日。药后咽痛即除，恶寒消失。

【按语】邹润庵称："二三日，邪热未盛，故可以甘草泻火而愈。"以一味甘草治疗妊娠之疾，患者必有信赖之心，而不慕贵贱廉。

芍药甘草汤治妊娠下颌肿痛4天案

曹某，女，27岁。初诊：2007年10月15日。

妊娠122天，右侧下颌下淋巴结肿痛4天，两侧少腹抽痛。舌边尖红，苔薄白，脉细。

中医诊断：颌肿（血热）。

西医诊断：颌下淋巴结炎。

治法：凉血清热。

方药：芍药甘草汤。

生白芍15g，生甘草9g，5剂。

二诊：2007年10月17日。进药3剂，淋巴结肿痛和少腹部抽感均消失。

【按语】芍药甘草汤原来是《伤寒论》治疗血不养筋出现的两胫拘急的方剂，怎么可以用来治疗风马牛不相及的颌下淋巴结炎呢？其实该方中芍药生用，可以凉血；甘草生用，清热解毒。方药活用，便不拘一格了。

桂枝汤治妊娠微热50天案

黄某，女，31岁。初诊：2017年6月30日。

因"孕14周，反复低热50天"就诊。患者4月26日因外感后出现发热，体温波动在37.2～37.8℃，经治疗后体温稍有下降。5月11日开始体温始终波动在37.1～37.5℃之间，体温上升无固定时间；伴见头晕头痛，恶寒怕冷，无鼻塞流涕，无咳嗽。无阴道出血，无腹痛，纳可，便秘，夜寐尚安。6月14日B超检查：宫内早孕（近11周）。生育史：1–0–0–1。舌质红，苔薄白，脉细滑。

中医诊断：妊娠发热（营卫不和）。

西医诊断：妊娠期低热待查。

治法：调和营卫。

方药：桂枝汤。

桂枝6g，炒白芍6g，炙甘草5g，生姜3片，红枣5枚，4剂。

二诊：2017年7月3日。药后诸症消失，体温波动在37.1～37.2℃。

【按语】桂枝汤是治疗微热不退的良方，无须拘于外感。

外敷治妊娠期带状疱疹案

杨某，女，25岁。初诊：2010年12月20日。

孕近6月，右侧颈项部出现带状疱疹疼痛4天。舌淡红，苔薄白，脉滑。

中医诊断： 蛇串疮（热毒）。

西医诊断： 带状疱疹。

治法： 清热解毒。

方药： 大青叶20g，龙胆草15g，5剂。

水煎凉后局部湿敷，不拘时。

二诊： 2010年12月29日。局部症状好转。舌脉如上。

方药： 守上方，5剂。

水煎凉后局部湿敷，不拘时。

三诊： 2011年1月4日。病损局部结痂，疼痛轻微，瘙痒。舌脉如上。

方药： 白鲜皮20g，地肤子20g，刺蒺藜15g，苍耳子10g，5剂。

水煎凉后局部湿敷，不拘时。

四诊： 2011年1月10日。病损部脱屑，皮肤瘙痒。

方药： 徐长卿20g，蚕沙30g，苍耳子20g，薄荷10g，7剂。

水煎凉后局部湿敷，不拘时。

【按语】带状疱疹治疗比较棘手，但局部对症用药，因为药物浓度高，往往可以取得比较明显的效果。

麻黄连轺赤小豆汤治妊娠湿疹1个月案

叶某，女，37岁。初诊日期：2017年6月21日。

妊娠30周，1个月前在无明显诱因下出现四肢关节弯曲面片状皮疹，色素沉着呈淡黑色，瘙痒明显，偶有液体渗出。牙痛4天，多汗。大便疏，3天1次，不成形，墨绿色，臭秽明显。小便正常，纳可，睡眠正常。查肝功能及胆汁酸检查均正常。既往体健，有青霉素过敏史。生育史：1–0–1–1。舌质淡红，苔薄白，脉细。

中医诊断： 妊娠湿疮（风湿热蕴结肌肤）。

西医诊断： 妊娠期湿疹。

治法： 清热利湿，祛风解肌。

方药： 麻黄连轺赤小豆汤加味。

炙麻黄6g, 连翘10g, 赤小豆20g, 桑白皮10g, 生姜3片, 大枣4枚, 炙甘草6g, 紫草10g, 苦参10g, 白鲜皮12g, 地肤子10g, 刺蒺藜10g, 苍耳子10g, 7剂。

二诊: 2017年6月28日。局部皮肤瘙痒减轻, 纳欠。舌脉如上。

方药: 守上方, 加生扁豆15g, 茯苓10g, 7剂。

三诊: 2017年7月5日。四肢皮肤湿疹明显消退, 瘙痒续轻, 寐难。舌脉如上。

方药: 守上方, 加夜交藤20g, 合欢皮10g, 7剂。

四诊: 2017年7月12日。四肢皮疹、瘙痒完全消失, 胃纳可, 夜寐安。

【按语】麻黄连翘赤小豆汤是《伤寒论》治疗"伤寒瘀热在里, 身必黄"的方剂, 临床上还是治疗风湿热郁于肌表出现瘙痒的良方。

外洗治妊娠头皮瘙痒3个月案

沈某, 女, 34岁。初诊: 2021年1月21日。

早期妊娠，头皮瘙痒3个月，必须隔日洗头1次，头屑不多。舌淡红，苔薄白，脉细。

中医诊断：妊娠头皮瘙痒（血燥生风）。

治法：滋燥祛风。

方药：桑叶50g，4剂。

每剂水煎3次，合药液，温后沐头。

二诊：2021年1月25日。药液沐头之后，头皮瘙痒消失。

【按语】《本草从新》称桑叶具有"滋燥，凉血"的功效，故外洗可以清热，润燥，治头皮瘙痒。

外洗治妊娠皮肤瘙痒症1个月案

周某，女，33岁。初诊：2016年9月27日。

患者妊娠9周，皮肤瘙痒出现红疹1个多月，开始出现腰腹部散在皮疹，偶伴瘙痒；近2天四肢内侧皮肤出现片状红疹、瘙痒，搔抓后红疹明显高出皮肤。孕40天时出现恶心呕吐，现每天需输液维持。夜寐可，二便调。2016年9月20日B超提示宫内早孕。既往否认有荨麻疹病史。生育史1-0-2-1。舌淡红，苔薄白，脉细滑。

中医诊断： 妊娠瘙疹（风热）。

治法： 清热，祛风，止痒。

方药： 蚕沙30g，益母草30g，蛇床子30g，苦参30g，3剂。水煎3次后混合药液，凉后局部外洗。

二诊： 2016年9月30日。用药后皮疹、瘙痒明显减轻。舌脉如上。

方药： 守上方，7剂，继续外洗。

【按语】《别录》称蚕沙主"风痹，瘾疹"。现代药理研究，益母草具有活血、利水的作用。《本经》称其"主瘾疹痒，可作汤浴"。

三仁汤加味治妊娠下肢结节性红斑案

郑某，女，29岁。初诊：2011年2月8日。

B超示：宫内活胎6周。两下肢发现结节性红斑4天，局部压痛，口水多。舌淡红，苔薄白，脉细滑。

方药： 三仁汤加味。

杏仁10g，滑石粉15g，竹叶10g，厚朴5g，炒薏苡仁20g，半夏9g，豆蔻3g（后入），通草5g，桑寄生12g，苍术10g，蚕沙6g，7剂。

二诊： 2011年2月15日。下肢结节性红斑逐渐消退。

方药： 守上方，7剂。

三诊： 2010年2月22日。下肢结节性红斑继续消退，无新发生结节出现。

方药： 守上方，续进7剂。

四诊： 2011年3月1日。下肢结节性红斑消尽。

方药： 三仁汤。

杏仁10g，滑石粉15g，竹叶10g，厚朴5g，炒薏苡仁20g，半夏9g，豆蔻3g（后入），通草5g。

【按语】三仁汤是吴鞠通《温病条辨》治疗湿温初起及暑温夹湿之湿重于热的方剂。我用它治疗湿重于热的皮肤疾病，疗效斐然。

肾气丸治疗转胞19小时案

王某，女，39岁。初诊：2018年8月13日。

因"妊娠排尿不畅19小时"就诊。现妊娠10周，从妊娠8周开始每一小时顺利解小便1次。8月12日2:30无明显诱因下出现排尿困难，热敷小腹后只能解极少量尿液，小腹坠胀痛；17:00 B超检查提示膀胱残余尿731mL。在医院给予隔葱灸后无明显效果，排出少许尿液后回家，在家一直予热敷，并用滴水法暗示诱导排尿；22:00排出较多尿液；次日早上排出一次小便，量多。今B超检查膀胱残余尿224mL。虽能排出尿液，仍觉小腹坠胀不适，排尿不尽感。大便正常。妇科检查：子宫颈低于坐骨棘，未达阴道口。舌淡红，苔薄白，脉细滑。

中医诊断：转胞（肾气不足）。

西医诊断：妊娠尿潴留。

治法：益肾利尿。

方药：肾气丸加葵子茯苓散加味。

桂枝6g，淡附片3g，炒山药15g，山茱萸10g，熟地黄15g，牡丹皮9g，茯苓10g，泽泻10g，炒黄柏5g，冬葵子15g，沉香2g（后入），3剂。

二诊：2018年8月16日。服药期间每40分钟解小便1次，尿量不多，仍有不尽感。大便便意明显，一天解1～2次，质软。舌脉如上。

治法：益气升提。

方药：补中益气汤加减。

生黄芪30g，炒白术10g，陈皮6g，升麻5g，柴胡5g，党参15g，当归6g，炙甘草6g，车前子10g（包），5剂。

三诊：2018年8月21日。近一个月体重减轻13斤，小便正常。舌脉如上。

解后半小时B超检查：残余尿15mL；宫内单活胎，约10周多，胎心搏动规则。

方药：参苓白术散加减。

党参15g，茯苓10g，炒白术10g，炒扁豆15g，陈皮10g，炒山药15g，炙甘草5g，莲子20g，砂仁5g（后下），炒薏苡仁20g，桔梗3g，半夏10g，鸡内金10g，神曲10g，4剂。

四诊：2018年8月25日。小便无不适，久坐便意感。舌脉如上。

方药：参苓白术散加减。

党参15g，茯苓10g，炒白术10g，炒扁豆15g，陈皮10g，炒山药15g，炙甘草5g，莲子20g，砂仁5g（后下），炒薏苡仁20g，桔梗3g，黄芪12g，升麻10g，4剂。

【按语】案分两段。第一段治疗转胞，使用八味肾气丸加葵子茯苓散加味，服药之后转胞明显改善。第二段为转胞缓解之后出现的大便便意增加，为渗利小便之后出现的副作用，应当及时解决，用益气升提的补中益气汤治疗以纠偏。

隔葱灸治疗转胞半天案

陈某，女，31岁。会诊：2017年7月22日。

因"停经10周，排尿不畅半天"从病房前来会诊。患者因"先兆流产、宫颈赘生物"在我院住院保胎治疗。2017年7月21日下午3点在外院宫颈门诊行阴道镜检查，行赘生物活检，术中少许出血，术后填塞纱布1块。返院后小便一直顺畅。今日凌晨出现排尿不畅，点滴而出，小腹胀满，尿意明显，予滴水法暗示诱导排尿无效。无腹痛，无发热，有少许阴道暗红色出血。7月17日B超检查：早期妊娠（胎儿顶臀长22mm）；宫腔下段及宫颈管异常回声, 黏膜下肌瘤伴脱出? 子宫肌瘤。7月21日阴道镜检查: 宫颈赘生物待排, 镜下见白色病变, 异型血管。会诊时, 排尿后B超检查: 膀胱残余尿117mm×70mm×108mm, 估测残余尿量约442mL, 考虑尿潴留。舌淡红, 苔薄白, 脉细滑。

中医诊断: 转胞(阳气不通)。

治法: 温通阳气。

治疗: 取葱白若干, 捣烂, 敷脐, 隔葱艾灸。

共灸完3壮艾炷, 耗时半小时, 患者自觉下腹一股热流频至, 小腹温热舒适。于更换葱白的间隙, 赶紧如厕, 顺利排出尿液约400mL, 并取出纱布1块, 安返病房。此后排尿如常。

【按语】隔葱白艾灸治疗转胞, 如此去病霍然者, 令人惊奇。

独参汤治疗先兆早产案

马某, 女, 27岁。初诊: 1983年5月15日。

妊娠7个月, 下腹疼痛已经数日, 但始终未予重视治疗, 当天下腹疼痛逐渐加剧, 至晚间出现规律性疼痛, 每隔50分钟发作1次，持续数分钟；伴小腹下坠，便意频仍，屡屡登厕，虚恭而不能起。舌淡红，苔薄白，脉滑数无力。

中医诊断：胎动不安（中气虚陷）。

西医诊断：先兆早产。

治法：益气升提。

方药：急调红参6g服下，药毕下腹疼痛即明显缓解，可以安睡。

二诊：1983年5月16日。晨起下腹阵痛发作，便意又频，自觉阴道流出水样物，卧床不能动弹，经石蕊试纸测试，排除胎膜早破。

治法：益气养血固胎。

方药：红参6g（调冲），炙黄芪30g，升麻6g，阿胶10g（烊冲），熟地黄10g，砂仁5g（后下），白芍10g，怀山药15g，4剂。

进药1剂，腹痛缓解，3剂之后腹痛消失，再守上方调理。

半个月之后晚间突发胸闷，气逆倚息不得卧，诊断为"子悬"，投紫苏饮加减3剂，诸症若失。

【按语】独参汤在妇科领域非但可以治疗崩漏，还可以预防早产。

内服外敷治疗妊娠足跟痛1周案

叶某，女，27岁。初诊：2014年5月27日。

妊娠9周，恶心呕吐，长期在门诊治疗，经中药调理后恶心呕吐较前缓解。近1周出现两足跟疼痛，以酸痛为主。舌淡红，苔薄白，脉细。

中医诊断：妊娠恶阻（脾胃虚寒），足跟痛（肾虚）。

治法：健脾温胃，益肾填精。

方药：①理中汤合吴茱萸汤，4剂。水煎内服。②熟地黄120g，捣烂敷两足后跟。

二诊：2014年5月31日。恶阻已减轻，足跟疼痛缓解。

方药：守上方，各进5剂。

【按语】对于妊娠恶阻的患者，使用腻滞的药物固有不宜，而外治补肾的方法，临床少见，别开生面。

中药泡脚治子气1周案

谷某，女，25岁。初诊：2008年5月9日。

妊娠7个月，两下肢轻微水肿，两足趾缝渗水不绝，痒不可当，局部皮色因浸淫变白已经1周。

中医诊断： 子气（湿注）。

治法： 行气燥湿。

方药： 厚朴60g，苍术60g，加水煎2次，合药液约1000mL；再加枯矾1匙，搅匀待药液凉后浸两足，5剂。

浸药2剂，两足瘙痒渗液即愈。

【按语】子气临床少见。唐代杨归厚《产乳集验方》称："妊娠自三月成胎之后，两足自脚面渐肿腿膝以来，行步艰辛，以至喘闷，饮食不美，似水气状。至于脚指间有黄水出者，谓之子气，直至分娩方消。"

诱导痛哭治疗产后抑郁案

陈某，女，41岁。初诊：2020年4月21日。

患者二胎剖宫产后3个月，恶露不绝腹痛，经中药调理后恶露净已1周，月经未转，轻微腰腹痛。产后情绪一直低落，容易哭泣，失眠乏力，入睡困难，眼睑发黑，卧床叹息，足跟疼痛，带下色黄，纳可口干，夜间尤甚，饮不解渴，大便溏、日解2~3次。断乳7天。在问诊中，患者自称频繁给婴儿称体重，总觉得儿子发育不佳，哭了1次；觉得断乳欠儿子情，又哭了1次；觉得丈夫对她的情绪不理解，又哭了1次；觉得婆婆没有好好照料她，又哭了1次。每次都哭得稀里哗啦。我一直在诱导她倾诉，并认真聆听。B超检查：宫体59mm×38mm×63mm，子宫内膜厚度4mm，子宫肌间静脉扩张，最宽内径约4mm。妇科检查：外阴无殊；阴道通畅，分泌物量多，微黄，如涕状；宫颈轻度柱状上皮外移，举痛；宫体后位，质地中等，正常大小，无压痛；两侧附件轻压痛。舌边紫，苔薄白，脉细。

中医诊断： 郁证（气郁）。

西医诊断： 产后抑郁症。

治法： 疏肝解郁。

方药： 黛玉解郁散（自拟方）加减。

绿梅花6g，合欢花12g，佛手9g，木蝴蝶5g，刺蒺藜10g，甘松10g，预知子10g，玫瑰花6g，红花5g，凌霄花5g，厚朴花10g，丹参15g，7剂。

二诊： 2020年4月28日。自诉初诊之后回家路上整个人昏昏沉沉，没有气力，晚上酣睡一夜，次日情绪明显开朗。就诊交流时，一直开心微笑，称之前看了三四位医生，唯有这次疗效最佳。目前已正式断乳。大便溏、日解2～3次，口渴减轻，带色偏黄，足跟疼痛减轻，腹冷痛，疲倦，口干，咽痛有痰。舌脉如上。

方药： 守上方加味。

绿萼梅6g，合欢花12g，佛手9g，木蝴蝶5g，刺蒺藜10g，甘松10g，预知子10g，玫瑰花6g，红花5g，凌霄花5g，厚朴花10g，丹参15g，桔梗6g，7剂。

三诊： 2020年5月5日。夜寐佳，午饭后倒头便睡，情绪尚佳，咽干。大便日解1次，溏软稀。药后胃胀不适。舌脉如上。

方药： 守4月21日方加味。

绿萼梅6g，合欢花12g，佛手9g，木蝴蝶5g，白蒺藜10g，甘松10g，预知子10g，玫瑰花6g，红花5g，凌霄花5g，厚朴花10g，丹参15g，厚朴6g，陈皮10g，7剂。

四诊： 2020年5月12日。情绪一直很好，就诊时自始至终含笑交流。

【按语】对于郁证,《素问·六元正纪大论》称:"木郁达之。"如何达之? 其一是通过情绪发泄的方法,其二是通过药物疏调肝气。前者可以获得立竿见影的效果。

麻杏薏甘汤治疗产后身痛2个月案

潘某, 女, 30岁。初诊: 2019年1月4日。

顺产后2个月余, 产褥期汗多, 恶露50余天净, 未哺乳。产后即出现腰椎刺痛, 不能俯仰, 伴两手腕、指关节屈伸疼痛, 劳累后加重。现觉头部恶风畏冷, 四肢厥冷, 胃纳欠佳; 小便频数, 日解10余次, 量少; 大便调, 夜寐可。舌淡红, 苔薄白, 脉细。

中医诊断: 产后身痛(气血不足, 风邪外侵)。

治法: 补益气血, 散寒祛风。

方药: 小续命汤加味。

炙麻黄6g, 党参10g, 炒黄芩5g, 炒白芍10g, 川芎6g, 炙甘草6g, 防风10g, 淡附片10g, 防己5g, 杏仁10g, 桂枝8g, 鹿角胶10g(烊冲), 天麻15g, 7剂。

二诊： 2019年1月14日。腰痛减半，头冷已除，两手腕、指关节仍痛。舌脉如上。

方药： 守上方，天麻加至20g；加丝瓜络10g，全蝎6g，7剂。

三诊： 2019年1月21日。腰痛已除，两手腕、指关节仍痛。舌脉同前。

治法： 温经散寒，养血通脉。

方药： 当归四逆汤加味。

当归9g，炒白芍10g，桂枝9g，通草6g，炙甘草6g，大枣5枚，细辛5g，丝瓜络10g，地龙10g，天麻20g，全蝎10g，7剂。

四诊： 2019年1月31日。两手腕、指关节及背脊疼痛，进食期间头晕。舌脉如上。

治法： 祛风逐寒，健脾化湿。

方药： 麻黄杏仁薏苡甘草汤加味。

炙麻黄6g，苦杏仁10g，炒薏仁50g，炙甘草9g，威灵仙10g，桂枝12g，天麻30g，蕲蛇9g，川乌9g，3剂。

五诊： 2019年2月3日。背脊痛除，两手腕、指关节痛十去其七。舌脉如上。

方药： 守上方，桂枝加至15g，川乌加至12g，7剂。

六诊： 2019年2月13日。自诉服上方后全身有热气流动，上症俱除。现外感4天，咳嗽，左手微痛。舌淡红，苔薄白，脉细。

方药： 守上方，加羌活10g，浙贝10g，7剂。

【按语】用小续命汤虽效而未彻，用当归四逆汤则不知。转用麻黄杏仁薏苡甘草汤则大效，此方乃《金匮要略》治疗"病者一身尽疼，发热，日晡所剧者，名风湿"的方剂。称病有专方者，信不诬也。

大黄甘遂汤治疗胎物残留案

黄某，女，27岁。初诊：2006年2月13日。

1月13日行人工流产术，因阴道出血不止，于1月24日再行清宫术，术后阴道仍有少量出血，大便稍结。于2月13日B超检查：子宫内膜厚7mm，宫腔内可见14mm×10mm×13mm不规则的稍强回声，边界不清；彩色多普勒检查显示：内无明显血流信号。生育史：1–0–1–1。舌淡红，苔薄白，脉细。

中医诊断： 恶露不绝（瘀血阻滞）。

西医诊断: 宫内胎物残留。

治法: 活血攻下。

方药: 大黄甘遂汤加味。

制大黄9g, 甘遂10g, 阿胶10g(烊冲), 旋覆花12g, 茜草15g, 葱14条, 蒲黄10g, 五灵脂10g, 川牛膝30g, 益母草30g, 3剂。

二诊: 2006年2月17日。诸症未变, 舌脉如上。

方药: 守上方, 加当归9g, 川芎9g, 枳实15g, 3剂。

三诊: 2006年2月20日。阴道出血将净, 血色鲜红。舌淡红, 苔薄白, 脉细。

B超检查: 子宫内膜9mm, 内回声不均匀; 彩色多普勒检查显示: 内无明显血流信号。

治法: 清湿热, 止血。

方药: 败酱草10g, 大血藤15g, 椿根皮15g, 半枝莲15g, 土茯苓15g, 蒲公英15g, 大蓟15g, 小蓟15g, 草薢10g, 地榆15g, 槐花20g, 贯众炭15g, 阿胶10g(烊冲), 3剂。

药后血止。

【按语】《金匮要略》妇人杂病篇称:"妇人少腹满, 如敦

120

状，小便微难而不渴，生后者，此为水与血俱结在血室也，大黄甘遂汤主之。"现代药理研究表明，羊膜腔内注射甘遂注射液引产，可能损害胎盘，妨碍胎儿循环系统。当蜕膜组织发生变性、坏死时，蜕膜细胞内溶酶体膜受损，释放出前列腺素M和6-酮-前列腺素1a，使前列腺素的合成与释放增加，前列腺素可引起子宫平滑肌收缩而导致流产。这是我运用大黄甘遂汤治疗胎物残留的药理依据。

鲜藕治疗胎物残留案

林某，女，39岁。初诊：2008年12月20日。

12月12日药物流产之后，恶露不净，血量不多，色鲜红。B超检查见15mm×8mm×13mm絮状偏强回声，回声欠均匀。舌淡红，苔薄白，脉细。

中医诊断：恶露不绝（瘀血阻滞）。

西医诊断：胎物残留。

方药：鲜藕250g，桃仁10g，食盐适量，4剂。

水煮喝汤食藕。

二诊：2008年12月27日。恶露12月24日净。

12月31日B超检查：宫内异常回声消失。

【按语】鲜藕具有活血化瘀的作用。

木防己汤加味治产后咳喘10天案

周某，女，31岁。初诊：2019年7月18日。

因"产后11天，咳嗽伴哮喘10余天"就诊。患者自述孕前因上火咳嗽，自服"炖雪梨"后治愈。产后出现咳嗽伴哮喘，气短，不能平卧，咳白色稀痰，产后第5天发热，最高体温38℃，予抗生素及抗哮喘药物治疗后体温降至正常，哮喘减轻。现仍咳喘，痰色微黄，质稀；盗汗自汗，怕热，纳差脘馁，口烦渴；大便干硬，呈颗粒状，今2天未解，痔疮肿痛明显；产后恶露未净，暗红色，卫生巾上带有水晕，量少；小腹偶有吊痛。舌淡红稍嫩，苔薄白，脉细软。

中医诊断：产后咳喘（痰饮阻肺）。

西医诊断：呼吸道感染。

治法: 化痰止咳, 补虚散饮。

方药: 木防己汤加味。

木防己10g, 石膏15g, 桂枝6g, 党参10g, 百部10g, 制大黄10g, 牡蛎30g, 生白术50g, 炒莱菔子10g, 苏子10g, 4剂。

二诊: 2019年7月22日。药后腹泻, 日行3次, 自行从药方中去掉大黄后, 今大便正常; 哮喘消失, 咳嗽咳痰减轻, 痰质稀; 口甚渴, 胃纳好转, 恶露减少, 咖啡色。舌淡红, 苔薄白, 脉细。

方药: 守上方, 去大黄、生白术, 加白芥子5g, 浙贝10g, 4剂。

三诊: 2019年7月26日。无哮喘, 咳嗽近愈, 咽部有痰, 大便成形。舌脉如上。

方药: 守上方, 加竹茹10g, 5剂。

【按语】木防己汤是《金匮要略》治疗"膈间支饮, 其人喘满, 心下痞坚"的方剂, 具有蠲饮清热、益气温阳的作用, 与此患者对证。

猪肺治疗产后咳嗽1个月案

傅某, 女, 31岁。初诊: 2015年8月5日。

因"产后45天，咳嗽1个月余"就诊。患者于2015年6月21日剖宫产1胎，婴儿体重3650g，分娩过程顺利，母乳喂养；至今仍有少量褐色阴道分泌物，无腹痛。产后10余天无明显诱因下出现较剧烈干咳，无痰咽痒。口不渴，自觉乏力，纳寐二便正常。既往每次行经、3次人流、1胎分娩，均发生咳嗽。妇科检查：外阴无殊，阴道通畅，分泌物暗红色，量少，无异味，宫颈光滑，无举痛；子宫前位，质地中等，偏大，活动，无压痛；左侧附件压痛。舌淡红，苔薄白，脉细。

中医诊断： 产后咳嗽（肺肾不足），恶露不绝（冲任虚损）。

治法： 养肺润肺，益肾止咳。

方药： 猪肺1叶（煎汤代水），络石藤20g，川贝粉3g（吞服），杏仁10g，百部10g，金沸草10g，5剂。

二诊： 2015年8月13日。服药期间恶露及咳嗽停止2天，今又复发。舌脉如上。

方药： 中药守上方，加紫菀10g，款冬花10g，5剂。

三诊： 2015年8月18日。今日咳止，咽不利。

方药： 守上方，加木蝴蝶5g，7剂。

【按语】产常伤肾，子盗母气则肺伤而干咳无休止。猪肺、络石藤为补益肺肾止咳的药对，配合其他止咳药物，其效甚佳。

内服外洗治产后掌指关节疼痛3个月案

卢某，女，30岁，陕西省汉中市人。初诊：2019年11月11日。

曾患不孕症，特意前来就诊之后怀孕。现因"产后3个月，掌指关节疼痛、弹响"，专程坐飞机前来就诊。

患者7月分娩后出现产后贫血，室内开空调，温度24℃，出汗量多湿衣，哺乳期间奶水过少；晨起双手掌指关节疼痛，伸、握手时指关节活动不利，发出声响，遇冷水疼痛加重，泡热水后疼痛稍稍缓解。双肩及双下肢、髋部筋吊样疼痛。咽干，舌根经常疼痛，四肢易麻木，畏寒，腰痛无法直立；偶有头晕，眼前发黑、久坐久站后更甚，寐浅易醒，纳可，大便2~3日一解、质干。舌淡红，苔薄白，脉细。

中医诊断： 产后指痛，弹响指（风寒湿侵）。

治法： 温经散寒，活血发表，通络止痛。

方药： ①当归四逆加吴茱萸生姜汤加味。当归12g，桂枝9g，炒白芍9g，细辛3g，通草10g，炙甘草6g，制吴茱萸3g，鸡血藤30g，威灵仙10g，桑枝15g，桑寄生15g，丝瓜络10g，羌活10g，大枣5个，生姜5片，7剂。水煎2次分服。

②生麻黄15g，淡附片15g，细辛15g，7剂。

①方水煎2次内服后，再将药渣合②方同煎，趁热浸洗两手。

二诊： 2019年11月27日。患者因季节性面部皮肤过敏复发，上药仅内服5剂，中药泡手7天。因挂不到门诊号，今日预约坐飞机前来就诊。自诉掌指关节疼痛已十去其七，晨起时稍疼痛，偶有僵硬，声响仍存，触冷水后加重。目部干涩疼痛，视物模糊，头晕头痛，眼前发黑，无视物模糊，偶有耳鸣、恶心，无反酸，胃脘部顶胀感，大便2~3天解1次。舌淡红，苔薄白，脉细。

方药： 守①方去桑枝，加党参15g，淡附片6g，7剂。水煎口服。另用②方7剂，用法同上外洗。

【按语】产后指痛难以痊愈。弹响指，即屈指肌腱狭窄性腱鞘炎，非一日可以康复。中药内服配合外洗，可以提高疗效。

黄芪建中汤治疗产后跟痛3个月案

潘某，女，30岁。初诊：2020年10月23日。

因"剖产后足跟疼痛3个月"就诊。患者2020年6月22日孕27周，因宫口早开行剖宫产术，术中大出血。近3个月出现两足跟疼痛，吹风后偶有头胀痛，前额痛甚，休息后缓解。舌淡红，苔薄白，脉软。

中医诊断： 产后足跟痛（脾肾两虚）。

治法： 补脾虚肾。

方药： 黄芪建中汤加味。

桂枝9g，炒白术9g，炙甘草9g，黄芪15g，杜仲12g，续断10g，生姜6片，红枣6枚，饴糖30mL（冲），7剂。

二诊：2020年11月3日。足跟痛除，末次月经11月3日来潮，量中。舌脉如上。

方药： 守上方，加益母草12g，7剂。

【按语】一虚而百症生，一补而百症灭。自古有之。

隔盐灸神阙穴治疗恶露不绝案

陈某，女，29岁。初诊：1996年6月5日。

妊娠37天在外院用新洁尔灭宫内注射流产术，于4月26日阴道出血伴下腹腹痛；4月30日排出胎块，因阴道出血持续不止，色黯，曾使用丁胺卡那、庆大霉素静脉滴注4天无效，于5月29日行清宫术，术中未见宫内胎物残留，术后阴道出血减少，口服补中益气汤加味、氧氟沙星片、安络血片3天无效。

中医诊断： 恶露不绝（宫寒）。

治疗： 隔盐艾炷灸神阙穴7壮，阴道出血明显减少。次日再灸，仅见少量白带。连灸3次，痊愈。

【按语】神阙是元气归脏之根，盐味咸入肾。隔盐艾灸神阙穴可以温补肾气，有利于胞宫的复原，促使恶露消失。

坐浴治产后痔疮疼痛1周案

戴某，女，24岁。初诊：2008年12月2日。

产后42天，内外痔疮疼痛1周。舌淡红，苔薄白，脉细。

中医诊断： 产后痔疮。

方药： 苏叶50g，6剂。水煎两次，合药液约1000mL，坐浴，不拘次数，每次15分钟。

自坐浴之后，痔疮疼痛立即消失。

【按语】《履巉岩本草》记载紫苏"疗痔疾，煎汤洗之"。此属单方治病，常常脱离辨证论治的思维，但临床有效。

大承气汤治疗产后腹痛18天案

黄某，女，30岁。初诊：2014年5月3日。

4月16日剖宫产后，两侧少腹阵发性隐痛，至今不止，排出粉红色血性恶露，腰酸明显；伴口干口苦，时觉乏力头晕，腹胀气，大便难，2天一解，胃纳及夜寐正常。妊娠期曾有血糖升高，产后已正常。生育史：1-0-0-1。目前无哺乳。舌稍黯，苔腻，脉细。

中医诊断：产后腹痛（腑滞血瘀）。

西医诊断：产后腹痛待查。

治法：泄热活血。

方药：大承气汤加味。

枳壳10g，玄明粉6g（冲），厚朴10g，制大黄6g，益母草15g，川芎10g，当归10g，炙甘草6g，炒白芍15g，3剂。

二诊：2014年5月6日。两少腹痛除，阴道出血未净；昨日腹泻3～4次，脐腹隐痛2天；口干，腰酸；局部轻压痛，腹部叩诊呈鼓音。舌脉如上。

治法：行气燥湿。

方药：赤小豆15g，槟榔10g，木香6g，天仙藤10g，炒莱菔子10g，麦芽15g，枳壳6g，乌药5g，神曲10g，3剂。

三诊：2014年5月9日。进药1剂，下腹痛除。昨天下午起小腹隐痛，现痛消，大便正常，矢气，腹部叩诊鼓音已消失；恶露已除。舌脉如上。

方药：守上方，5剂。

四磨汤口服液1盒，每次2支，每日2次口服。

四诊：2014年5月14日。上症均除，口烦渴，饮而不解，口臭，大便正常。舌淡红，苔薄腻，脉细。

方药： 天花粉15g，牡蛎30g，北沙参12g，竹叶10g，竹茹10g，芦根30g，5剂。

【按语】《金匮要略·妇人产后病脉证治》称"新产妇人有三病"，其一就是大便难。吾乡产妇有多食姜、酒习俗，对于阴血不足者，此为火上添油，促其阴耗，咎由此取。该案便秘、血瘀交作，宜活血化瘀、急下存阴并举，选用大承气汤合佛手散，一诊便通痛止。产后病医者常避承气之剂，未知用之得当，犹如渴饮甘露。

乌梅丸治疗产后泄泻2年案

刘某，女，30岁。初诊：2017年12月22日。

自诉2年前产后大便失常，便溏，易腹泻，医生投用健脾等中药无效。生育史：1–0–0–1。妇科检查：外阴无殊；阴道通畅，见少量分泌物；宫颈光滑；宫体后位，正常大小，活动，质地中等，无压痛；两侧附件无压痛。舌淡红，苔薄白，脉细。

中医诊断： 产后腹泻（阴阳寒热失调）。

西医诊断: 慢性肠炎。

治法: 燮理阴阳。

方药: 乌梅丸加味。

乌梅6g, 川椒3g, 桂枝6g, 党参10g, 炮姜3g, 当归6g, 炒黄柏5g, 黄连3g, 细辛3g, 淡附片6g, 石榴皮10g, 六神曲10g, 7剂。

二诊: 2018年1月2日。大便基本成形。舌脉如上。

方药: 乌梅6g, 川椒3g, 桂枝6g, 党参10g, 炮姜3g, 当归6g, 炒黄柏5g, 黄连3g, 细辛3g, 淡附片6g, 石榴皮10g, 诃子10g, 赤石脂15g, 7剂。

三诊: 2018年1月10日。大便正常。月经12月31日~1月8日。

方药: 守上方, 7剂。

四诊: 2018年1月17日。大便正常, 舌脉如上。

方药: 守上方, 7剂。

五诊: 2018年1月25日。大便正常, 腰痛。舌脉如上。

方药: 守上方加络石藤15g, 7剂。

【按语】《伤寒论》称:"蛔厥者, 乌梅丸主之, 又主久利。"故阴阳寒热错杂的久利, 乌梅丸具有良效。

防己地黄汤治疗围绝经期综合征1年案

陈某，女，36岁。初诊：2010年12月14日。

潮热、失眠出汗1年，月经不调2年，月经周期30～120天（靠药物维持月经），经期4～5天。末次月经10月23日来潮，经量可，经色红，质稀，无血块。腰酸，背痛，乳胀，纳便可。子宫内膜厚度2mm，子宫三径之和10.4cm，左侧卵巢23mm×9mm，右侧卵巢21mm×9mm。生育史：2-0-2-2。妇科检查：外阴无殊，阴道通畅，宫颈光滑；宫体后位，正常大小，活动，质地稍软，无压痛；两侧附件无压痛。舌淡红，苔薄白，脉细。

中医诊断： 绝经前后诸症（阴虚阳亢）。

西医诊断： 卵巢功能早衰？

治法： 镇肝息风，滋阴潜阳。

方药： 镇肝息风汤加减。

龙骨20g，牡蛎20g，龟甲胶10g（烊冲），怀牛膝12g，代赭石12g，天冬12g，玄参10g，生白芍12g，青蒿10g，川楝子10g，

7剂。

二诊: 2010年12月22日。潮热出汗未减,失眠,头痛。舌淡红,苔薄白,脉细。

性激素检测: 促黄体生成素37.31mIU/mL,促卵泡生成素90.21mIU/mL,雌二醇103.00pmol/L。

治法: 凉血疏肝,养阴安神。

方药: 防己地黄汤加味。

防己10g,生地黄20g,桂枝3g,防风10g,甘草5g,龙骨30g,牡蛎30g,夜交藤30g,合欢皮10g,五味子5g,7剂。

三诊: 2010年12月29日。潮热出汗明显减轻,睡眠改善,头痛消失。舌脉同上。

方药: 守上方,7剂。

四诊: 2011年1月5日。潮热出汗消失。

【按语】镇肝息风汤是我治疗绝经前后诸症的效验方,但用于此案无效。防己地黄汤是《金匮要略·中风历节病》治疗"病如狂状妄行,独语不休,无寒热,其脉浮"的方剂,与绝经前后潮热出汗者本无涉,但其可以治疗精神方面的异常,故试用于绝经前后诸症伴有烦躁者,疗效甚佳。对于血热型的绝经前后诸症,同样具有良好的疗效，成为我日常治疗该病的常用方。这应该是缘于该方清热、凉血、息风的功效。

运用水血学说治疗宫腔积液案

彭某，女，37岁。初诊：2021年9月8日。

因"宫腔积液半年，准备试管移植"就诊。患者于2021年3月发现宫腔积液，4月宫腔镜发现宫腔粘连并行分离术，5月宫腔镜下取环发现子宫内膜息肉并摘除，之后定期复查B超，反复有宫腔积液，曾宫腔抽液2次，均未除积液。平素月经规律，月经周期30天，行5~6日净，量中、无痛经。末次月经2021年9月6日，量中、色鲜。生育史：1-0-4-1（2005年剖宫产1次，后人流2次，清宫2次）。辅助检查：2021年7月8日，于温州大学第一附属医院查磷脂抗体组合，检查结果无殊。舌淡红，苔薄白，脉细。

中医诊断： 胞宫积水（水血互结）。

治法： 调气清热，活血行水。

方药： 当归芍药散加味。

炒白芍10g，川芎9g，当归15g，茯苓10g，泽泻10g，炒白术10g，柴胡10g，枳壳10g，大血藤20g，蒲公英15g，枳壳6g，贯众15g，白花蛇舌草30g，延胡索10g，7剂。

二诊：2021年9月17日。症如上。末次月经9月6日～9月11日。舌脉如上。

方药：当归芍药散加味。

炒白芍10g，川芎9g，当归15g，茯苓10g，泽泻10g，炒白术10g，柴胡10g，枳壳10g，大血藤20g，蒲公英15g，枳壳12g，贯众30g，白花蛇舌草30g，延胡索10g，制乳香6g，制没药6g，7剂。

妇乐片，一日2次，一次5片。

三诊：2021年9月27日。便秘。舌脉如上。

方药：守上方加虎杖20g，7剂。

四诊：2021年10月6日。末次月经10月5日，量可。舌脉如上。

方药：当归芍药散合小承气汤加味。

当归6g，炒白芍30g，泽泻10g，炒白术10g，茯苓10g，川芎3g，制大黄9g，厚朴10g，枳壳10g，大腹皮15g，延胡索10g，川楝子10g，7剂。

妇乐片，一日2次，一次5片。

五诊: 2021年10月15日。子宫肌瘤15mm×13mm×15mm。宫体14.7mm, 未见积液。舌脉如上。

方药: 当归芍药散加制大黄6g, 六神曲10g, 炒谷芽10g, 炒麦芽10g, 7剂。

妇乐片, 一日2次, 一次5片。

六诊: 2021年10月21日。大便4日未解, 针灸辅助排便。纳可, 无腹胀。10月18日、10月20日B超提示有宫腔积液, 大小2mm。舌脉如上。

方药: 守10月6日方, 7剂。

七诊: 2021年11月11日。胚胎移植第17日, 曾阴道出血1次。

今日B超示宫内早孕(未见胚芽), 孕囊及宫壁间暗区大小15mm×5mm。孕囊8mm×5mm×7mm, 未见卵黄囊及胚芽。子宫动脉阻力指数: 左侧RI 0.86, S/D7.01; 右侧RI 0.85, S/D 6.58。11月1日HCG 34.5 IU/L, 11月3日HCG 141.5IU/L, 11月5日HCG 340IU/L, 11月8日HCG 1605.3 IU/L, 11月10日HCG 3809.7IU/L。生殖中心予针对性保胎针、药。舌脉如上。

方药: 安胎汤加太子参15g, 7剂。

【按语】胞宫为水血心血之地, 为经血、胎水排泄之处。一旦水血互结，积而不去，便可致疾。当归芍药散是治疗水血互结的第一方，经过加味，疗效尤佳。

内外合治陈旧性宫外孕巨大包块案

兰某，女，33岁。初诊：2017年1月11日。

因"宫外孕保守治疗后1个月"就诊。患者平素月经周期30多天，经期5~6天。末次月经2016年11月10日来潮。2016年12月8日因"停经29天，腹痛伴阴道出血1天"于某医院就诊，诊断为"右侧输卵管异位妊娠"，予保守治疗。1月2日B超复查示：子宫内膜厚度4mm，右侧附件区混合性包块大小约37mm×13mm×43mm，盆腔积液47mm。1月9日复查血HCG 3.36IU/L。现仍有阴道量少咖啡色出血，伴右下腹隐痛。纳寐可，二便调。生育史：1-0-2-1（3年前平产1子，既往人工流产史1次，宫外孕史1次）。舌淡红，苔薄白，脉细。

中医诊断：癥瘕（气滞血瘀）。

西医诊断：陈旧性宫外孕。

治法：活血化瘀，清热解毒，消癥散结。

方药: 消癥汤(自拟方)加减。

半枝莲30g, 白花蛇舌草30g, 三棱15g, 莪术15g, 制乳香4g, 制没药4g, 橘核15g, 皂角刺30g, 海藻30g, 牡蛎30g, 石见穿30g, 荔枝核15g, 7剂。

二诊: 2017年1月19日。阴道出血已止, 腹痛亦消。1月18日复查B超示: 子宫内膜厚度9mm, 右附件区囊性包块大小约93mm×67mm×74mm, 内见多条分隔光带回声, 其旁另见囊性快, 大小约34mm×23mm×29mm, 其内见多条粗分隔光带, 右侧卵巢囊肿大小约9mm×8mm×8mm。舌脉如上。

方药: ①制乳香5g, 制没药5g, 鳖甲15g, 昆布20g, 海藻20g, 皂角刺20g, 三棱12g, 莪术12g, 青皮10g, 丹参15g, 香附10g, 郁金10g, 5剂。水煎内服。

②侧柏叶60g, 大黄60g, 黄柏30g, 薄荷30g, 泽兰30g, 上药研末, 纱布包, 右下腹包块局部热敷, 每日2次。

三诊: 2017年1月24日。舌淡红, 苔薄白, 脉细。

B超复查: 子宫内膜厚度约5mm, 子宫右侧附件包块大小约19mm×9mm×14mm, 右侧卵巢囊肿大小约34mm×19mm, 盆腔少量积液深度约11mm。

方药: 守1月19日方, 7剂。

局部外敷治疗同上。

四诊: 2017年2月7日。月经2017年1月24日来潮,经量、经色正常,6天净。追问用药情况,患者已自行停用外敷药半月余。

B超复查:子宫内膜厚度5mm,右侧附件区包块大小约20mm×8mm×17mm,右侧卵巢囊肿大小约33mm×15mm。

方药: 守1月19日方,7剂。

局部外敷治疗同前。

【按语】陈旧性宫外孕的治疗,主要是消除包块。内外合治,是最佳选择。

补益法治疗子宫腺肌瘤案

宋某,女,43岁。初诊:2012年5月7日。

发现"子宫肌腺症""右侧卵巢囊肿"6个月余。近2个月经期延长40$^+$天淋漓不净,平素月经周期20~40天,经期7~10天。末次月经3月29日来潮,经量中等,经色黑,淋漓不净,夹大血块,今天已少。经期腹痛加重1年,经期腰酸。平时下腹隐痛,脚痛乏力,阴道干涩,性欲淡漠,寐差多梦,纳便正常。

有高血压病史。生育史：2-0-2-2。放置宫内节育环。宫颈涂片液基细胞学检测阴性。性激素检测：促黄体生成素1.51mIU/mL，促卵泡生成素3.52mIU /mL，睾酮1.60nmol/L。B超检查提示：子宫肌腺瘤24mm×28mm×34mm，右侧卵巢囊肿34mm×35mm×36mm。舌淡红，苔薄白，脉细。

中医诊断：癥瘕（正虚邪实），崩漏（气血皆热）。

西医诊断：子宫肌腺瘤，右卵巢囊肿，功能性子宫出血。

治法：清气凉血。

方药：白虎汤合栀子豉汤加味。

石膏30g，知母10g，炙甘草6g，炒栀子12g，淡豆豉10g，旱莲草30g，侧柏10g，3剂。

二诊：2012年5月11日。经水已净，舌脉如上。

妇科检查：外阴无殊，阴道通畅，宫颈轻度柱状上皮外移；子宫平位，偏大，质地中等，活动，无压痛；两侧附件无压痛。

方药：知柏地黄汤加二至丸加龟甲胶10g（烊冲），贯众15g，14剂。

三诊：2012年5月25日。乳头痛。舌脉如上。

方药: 黑逍遥散加香附6g, 刺蒺藜10g, 佛手10g, 7剂。

四诊: 2012年6月1日。胃痛, 便溏, 夜尿频。舌脉如上。

方药: 香砂六君子汤合丹参饮, 加益智仁10g, 补骨脂10g, 7剂。

五诊: 2012年6月8日。胃痛除, 大便改善, 夜尿减少。舌脉如上。

方药: 理中汤去干姜, 加炮姜5g, 川椒3g, 补骨脂12g, 益智仁10g, 赤石脂15g, 7剂。

六诊: 2012年6月15日。大便溏软, 月经6月9日来潮。舌脉如上。

方药: 平胃散合四逆散加诃子10g, 石榴皮10g, 神曲10g, 凤尾草15g, 小青草15g, 7剂。

七诊: 2012年6月22日。便溏, 日解1次。舌淡红, 苔薄白, 脉细。舌脉如上。

方药: 平胃散合五苓散加肉豆蔻10g, 草果6g, 神曲10g, 补骨脂10g, 赤石脂20g, 7剂。

八诊: 2012年6月30日。大便正常, 失眠。舌脉如上。

方药: 温胆汤加夜交藤15g, 合欢皮10g, 酸枣仁20g, 7剂。

九诊： 2012年7月31日。阴道少量出血3天。舌脉如上。

方药： 知柏地黄汤去丹皮、泽泻，加龟甲胶10g（烊冲），鳖甲胶10g（烊冲），地榆15g，槐花15g。7剂。

十诊： 2012年8月8日。阴道出血今将净，倦怠。舌脉如上。

方药： 归脾汤加阿胶10g（烊冲），仙鹤草30g，荆芥炭10g，海螵蛸20g，7剂。

十一诊： 2012年8月16日。舌脉如上。

B超检查：子宫内膜厚度4mm。卵巢囊肿消失。

方药： 薯蓣丸加味，21剂。

十二诊： 2012年9月11日。月经8月7日~8月14日。今月经未至，否认妊娠。舌脉如上。

方药： 调冲汤，7剂。

十三诊： 2012年9月18日。月经9月13日来潮。舌脉如上。

方药： 八珍汤加菟丝子15g，枸杞子15g，续断12g，杜仲12g，7剂。

十四诊： 2012年10月29日。胃痛，舌脉如上。

方药： 香砂六君子汤合丹参饮加九香虫10g，甘松10g，7剂。

十五诊： 2013年2月6日。月经1月4日来潮，今未净，量多夹大血块，经色暗。舌淡红，苔薄白，脉细。

方药：震灵丹加水牛角30g（先煎），党参20g，生地黄20g，2剂。

十六诊：2013年2月8日。经减大半。舌脉如上。

方药：归脾汤加阿胶10g（烊冲），仙鹤草30g，荆芥炭10g，6剂。

十七诊：2013年2月14日。阴道出血未净，量少。舌脉如上。

B超检查：子宫内膜厚度6mm，宫腔内节育环位置正常。

方药：牛角地黄汤加贯众炭30g，赤石脂20g，5剂。

致康胶囊，每次4粒，每日3次口服。

十八诊：2013年2月19日。进药1剂，阴道出血净，便软频。舌淡红，苔薄白，脉细。

方药：七味白术散加炮姜5g，神曲10g，厚朴10g，7剂。

十九诊：2013年2月25日。大便正常，倦怠，寐沉。舌脉如上。

方药：归脾汤加仙鹤草30g，枸杞子10g，7剂。

二十诊：2013年3月5日。月经2月27日～3月2日，倦怠。舌脉如上。

方药：八珍汤加桂圆10个，阿胶（烊冲）10g，炙黄芪15g，仙鹤草50g，14剂。

二十一诊：2013年3月21日。大便软，神倦。舌脉如上。

妇科检查：外阴无殊，阴道通畅，分泌物少量透明拉丝，宫颈光滑；宫体前位，正常大小，质地中等，活动，无压痛；两侧附件无压痛。

方药：参苓白术散加炮姜3g，仙鹤草20g，荆芥炭10g，神曲10g，7剂。

二十二诊：2013年3月28日。大便正常，带多，色微黄。舌脉如上。

方药：易黄汤加白扁豆20g，芡实20g，椿根皮15g，7剂。

二十三诊：2013年4月15日。月经4月1日来潮，今未净，量已少，色红。舌脉如上。

方药：地榆50g，醋30g，白头翁20g，贯众炭30g，侧柏10g，阿胶10g（烊冲），海螵蛸20g，7剂。

二十四诊：2013年4月19日。经量较多3天，色鲜，夹血块。舌脉如上。

方药：震灵丹加仙鹤草30g，阿胶10g（烊冲），荆芥炭10g，党参20g，侧柏10g，8剂。

二十五诊：2013年4月27日。经水将净，多梦。舌脉如上。

方药: 归脾汤加炙黄芪15g, 党生30g, 阿胶10g (烊冲), 仙鹤草30g, 荆芥炭10g, 7剂。

二十六诊: 2013年5月11日。经未净。舌脉如上。

方药: 调经升阳除湿汤, 7剂。

致康胶囊, 每次4粒, 每日3次口服。

二十七诊: 2013年5月13日。月经5月9日净, 大便软, 痛经消失4个月。B超示子宫腺肌瘤消失。舌脉如上。

方药: 八珍汤加菟丝子15g, 枸杞子15g, 续断12g, 杜仲12g。7剂。

【按语】癥瘕虽为实邪, 而"邪之所凑, 其气必虚", 故治疗癥瘕有攻邪为主者, 有扶正为主者, 有攻补兼施者。该案不曾一丝攻邪, 纯用补法而使子宫肌腺瘤消除者, 印证正复邪自却之奥妙。

外敷治腹壁切口子宫内膜异位症案

陈某, 女, 32岁。初诊: 2012年9月7日。

剖宫产后4年, 经期下腹手术切口处疼痛2个周期。月经周期27天，经期6~7天，经量少，经色暗，有血块，无痛经。近半年头晕，寐浅，神倦，纳便正常，白带不多。B超发现子宫内膜钙化灶。下腹腹壁手术疤痕处可以触及细小结节。妇科检查：外阴无殊，阴道通畅，宫颈光滑；宫体后位，正常大小，活动，质中，无压痛；两侧附件无压痛。生育史：1-0-1-1。舌淡红，苔薄白，脉细。

中医诊断：腹痛（瘀血）。

西医诊断：腹壁切口子宫内膜异位症。

治法：活血散结。

方药：大黄10g，乳香5g，没药5g，土鳖虫10g，血竭5g，延胡索10g，三棱15g，莪术15g，透骨草30g，5剂。

共研细末，水调，局部湿敷。

二诊：2012年10月6日。连续腹壁切口处药物外敷。月经9月20日来潮，腹壁疼痛消失。

方药：守上方，续用7剂。

【按语】腹壁切口子宫内膜异位症治疗比较棘手，西医会建议再次手术治疗。中医外治法可以控制经期的疼痛，足以让人刮目相看。

内服敷脐治疗人工流产后盗汗案

熊某，女，33岁。初诊：2008年5月17日。

患者4月25日孕2个多月行人工流产之后即出现盗汗，恶寒。常觉腰部酸痛，外阴瘙痒坠痛，纳便正常，夜寐欠安。生育史：1-0-3-1。妇科检查：外阴无殊，阴道通畅，宫颈中度柱状上皮外移；宫体前位，大小正常，质地中等，活动，压痛；两侧附件压痛。舌淡红，苔薄白，脉细软。

中医诊断：盗汗（表卫不固）。

治法：健脾益气，固表敛汗。

方药：①桑叶30g，生黄芪15g，山药15g，白术15g，薏苡仁30g，浮小麦15g，5剂。水煎内服。

②何首乌40g，研细末，取部分加水调成糊状，分5日外敷脐部，每日1换。

二诊：2008年5月23日。盗汗减轻，舌脉如上。

方药：守上方①加糯稻根20g，5剂。

敷脐同上。

三诊：2008年5月29日。盗汗已经消失。

6月28日随访，盗汗未再发生。

【按语】案中有两处需做解释：其一是盗汗用发汗的桑叶内服，似乎有悖，其实桑叶是一味既可发汗、又可敛汗的药物；其二是何首乌除了滋补肝肾外，因其味涩，可以收敛止汗，单味研末水调敷脐即灵。

四逆散治疗妇科手术后四肢逆冷2个月案

章某，女，28岁。初诊：2018年8月18日。

患者2018年6月14日外院行"宫腔镜下子宫内膜息肉摘除术"后，出现四肢逆冷、身出冷汗等症状。8月6日行体外授精胚胎移植术失败1次。平素月经规律，周期28~30天，经期5~7天，经量中，夹有血块，无痛经，有乳胀；白带微黄，二便调。生育史：0-0-2-0，2014年孕55天因胎停行药流1次，2016年孕80天因胎停行无痛人流1次。舌淡红，苔薄白，脉细。

中医诊断：四逆证（阳郁不达）。

治法：疏郁通阳，宣达气机。

方药: 四逆散。

柴胡15g,炒白芍12g,枳壳12g,炙甘草9g,7剂。

二诊: 2018年8月25日。四肢冷除,已是常温,无出汗。末次月经8月23日来潮,量稍多,色暗。舌淡红,苔薄白,脉细。

方药: 八珍汤加益母草12g,香附10g,7剂。

【按语】四逆发病的原因是肝失条达,阳郁于里,不能布达四肢所致。只要疏畅肝气,阳气外达,四逆之象便可消失。

小半夏加茯苓汤合礞石滚痰丸治疗不孕2年案

高某,女,27岁。初诊: 2012年3月21日。

原发性不孕2年余。男方精液(2011年7月25日):活动率54.45%,正常形态精子比率为2%。月经周期15~30天,经期7~10天。末次月经2012年3月8日来潮,经量中等,经色紫暗,有血块;经期乳胀,腰痛,腹痛。平素纳可,寐安,二便正常。身高160cm,体重96kg,身体质量指数37.5,属于非常肥胖。血脂过高。妇科检查:外阴无殊,阴道通畅,宫颈中度柱状上皮外移;宫体前位,正常大小,活动,质地中等,无压痛;两侧附件无压痛。2012年2月15日性激素检测: LH13.42IU/L, FSH8.21IU/L, P1.83mmol/L。今日B超检查: 子宫内膜厚度5mm。舌淡红, 苔薄白, 脉细。

中医诊断: 月经失调 (痰湿阻滞), 不孕 (痰湿阻滞)。

西医诊断: 原发不孕, 肥胖。

治法: 化痰利湿。

方药: 小半夏加茯苓汤合礞石滚痰丸加味。

半夏10g, 茯苓10g, 生姜5片, 礞石15g, 制大黄10g, 炒黄芩10g, 沉香4g, 荷叶15g, 苍术10g, 蚕沙10g, 菖蒲10g, 车前子10g, 7剂。

二诊: 2012年3月28日。药后无不适。E$_2$528pmol/L, P1.16nmol/L, PRL124.10mIU/L。舌脉如上。

方药: 守上方, 7剂。

三诊: 2012年4月3日。药后无不适, 带下稍多。舌脉如上。

方药: 守上方, 7剂。

四诊: 2012年4月11日。药后无不适。舌脉如上。

方药: 守3月21日方, 加郁金10g, 玫瑰花12g, 7剂。

五诊: 2012年4月18日。舌脉如上。

B超检查：子宫内膜厚度18mm，盆腔积液20mm。

治法： 疏肝理气调经。

方药： 逍遥散加味。

柴胡10g，炒白芍10g，当归6g，茯苓10g，白术10g，炙甘草5g，薄荷3g（后入），香附10g，益母草15g，7剂。

黄体酮针20mg×3支，每日肌注20mg。

六诊： 2012年5月2日。月经未转，尿妊娠试验阳性。

【按语】患者痰脂之躯，胞脉阻塞，导致不孕。小半夏加茯苓汤是《金匮要略》治疗痰饮咳嗽的方剂，配合礞石滚痰丸诸药，驱逐痰湿水饮。治病必求其本，故见良效。

内服炒葱热熨治疗肠粘连腹痛案

蔡某，女，31岁。

初诊：受寒后脐周疼痛持续3天，上腹冷，大便不解，因疼痛加剧，在山东日照市某医院住院，诊断为肠梗阻，禁食1周，经插胃管吸液，灌肠治疗2次，腹痛缓解，但腹中胀气部位不定。出院后进食腹痛又发，反复进院4次，连续治疗2个月。大

152

便秘结，服中药后腹痛又作。住院再次诊断为肠粘连，插胃管，灌肠，并建议手术治疗。因拒绝手术自行出院。现大便秘结2个月，如羊矢状，夹有黏液，矢气肠鸣；脐腹冷痛，严重时伴呕吐，纳可多唾。舌淡红，苔薄白，脉细。

中医诊断: 便秘（肠燥），腹痛（气阻）。

西医诊断: 肠粘连。

治法: 行气润燥。

方药: 平胃散合五仁丸加减。

苍术10g，厚朴10g，陈皮10g，郁李仁5g，杏仁10g，柏子仁12g，火麻仁12g，桃仁10g，瓜蒌仁15g，槟榔10g，炙甘草5g，3剂。

肉苁蓉口服液，每次1支，每日2次，口服。

二诊: 大便顺畅，有矢气，脐下冷痛、喜温，口甘。舌淡红，苔薄黄，脉细。

治法: 行气润肠，通阳止痛。

方药: 炒莱菔子10g，大腹皮10g，厚朴10g，吴茱萸3g，桃仁12g，柏子仁12g，火麻仁10g，木香5g，紫苏叶梗10g，藿梗10g，乌药6g，3剂。

肉苁蓉口服液，每次1支，每日2次，口服。

同时取葱白1斤切细，炒热反复熨脐腹部2次。

三诊：脐腹部冷痛减轻，腹胀，大便日解1次。舌脉如上。

治法：行气润肠止痛。

方药：厚朴10g，大腹皮10g，荔枝核10g，青皮8g，柏子仁12g，火麻仁12g，炒莱菔子8g，桃仁10g，杏仁10g，炒白芍10g，槟榔8g，5剂。

药后脐腹疼痛消失。

【按语】行气以止痛，润燥以通便，是本案的治疗宗旨。由于患者具有脐腹冷痛的症状，用温辛通阳的葱白炒热敷脐腹以驱散寒气。温通散寒，对于腹痛、便秘均十分有益。

瓜蒌薤白白酒汤治疗胸痹1年案

林某，女，30岁。初诊：2019年5月8日。

因"左侧胸部疼痛1年余，加重1周"就诊。患者1年多前无明显诱因下出现左侧胸部疼痛，以闷痛为主，劳累后胸闷，无气促，无背部放射痛，未引起重视，一直未就诊。1周前劳累后感左侧胸口闷痛，疼痛彻背，喘息不得卧，伴气短、心悸，休息后稍有缓解，但仍感不适。自疑患心脏病，在外院经心电图检查，未见明显异常。肺部CT检查示：左肺小结节。舌淡红，苔薄白，脉细。

中医诊断：胸痹（胸阳不振）。

西医诊断：肋间神经痛。

治法：通阳散结，行气活血。

方药：瓜蒌薤白白酒汤加味。

瓜蒌皮12g，薤白12g，白酒1匙（冲），枳壳10g，丝瓜络10g，郁金10g，5剂。

二诊：2019年5月13日。胸痛已除。

随访半年，胸痛未再发。

【按语】瓜蒌薤白白酒汤是治疗胸痹的方剂，加枳壳开胸利气，加郁金疏肝活血，加丝瓜络通络。

芍药甘草汤加味治高泌乳素血症案

王某，女，31岁。初诊：2006年9月23日。

因原发不孕2年就诊。平素月经周期基本延后30天至2个月不等，经量近来较以前减少一半，经色鲜红，夹血块；经前小腹隐痛，乳房发胀。带下不多，二便正常。性激素检测：雌二醇、孕酮正常，催乳素768.74mIU/mL（正常值25.44～634.52mIU/mL）。妇科检查：外阴无殊，阴道通畅，子宫颈光滑；宫体前位，大小正常，活动，质地中等，无压痛；两侧附件压痛。舌淡红，苔薄白，脉细。

中医诊断： 经量过少（肝虚血热）。

西医诊断： 高泌乳素血症。

治法： 养肝清热。

方药： 芍药甘草汤加味。

白芍30g，炙甘草8g，枇杷叶12g，蝉蜕6g，椿根皮20g，贯众20g，7剂。

二诊： 2006年9月30日。月经9月28日来潮，经量较多，经前乳房发胀，舌脉如上。

方药： 守上方，7剂。

三诊： 2006年10月9日。经水净已4天。舌脉如上。

性激素检测：促黄体生成素、促卵泡生成素、睾酮均正常。

此后连续使用上方26剂。

续诊： 2006年11月4日。月经10月23日来潮。

复查泌乳素323.76mIU/L，已经降至正常范围。

【按语】芍药甘草汤是《伤寒论》治疗两胫拘急的方剂。日本福岛峰子著有"芍药甘草汤治疗高催乳素血症伴排卵障碍的效果"一文，故一方可以多用。枇杷叶、蝉蜕可以用于消乳，故与芍药甘草汤有协同作用。

药粥治乳房抽痛2个月案

姜某，女，40岁。初诊：2010年2月11日。

乳房抽痛2个月。舌淡红，苔薄白，脉细。

方药： 佛手12g，玉竹10g，小麦15g，大枣10个，粳米60g，7剂。

先将玉竹、佛手煎汤代水，加入小麦、大枣、粳米煮粥吃。

二诊： 2010年2月17日。乳房抽痛消失，有触痛。舌脉如上。

方药: 守上方, 加山海螺15g, 7剂。

用法同上。

【按语】这是一张民间单方, 有效。

内服加外洗治乳汁不下案

邵某, 女, 23岁。初诊: 2014年12月11日。

因"产后乳汁不下"就诊。患者现产后哺乳期, 右侧乳腺导管阻塞, 乳汁不下, 乳房红肿, 发热, 身冷。舌淡红, 苔薄白, 脉细。

中医诊断: 乳痈(热毒壅结), 乳汁不下(乳络阻滞)。

西医诊断: 急性乳腺炎。

治法: 清热疏风, 散结通乳。

方药: 蒲公英15g, 忍冬藤20g, 连翘10g, 皂角刺10g, 防风10g, 漏芦10g, 鹿角霜10g, 路路通10g, 通草5g, 瞿麦10g, 王不留行15g, 5剂。

三棱60g，水煎外洗。

二诊：2014年12月18日。发热身冷已除，乳房红肿消失，乳腺导管开通，阻塞减少。

方药：守上方，加丝瓜络10g，7剂。

三棱60g，水煎外洗。

【按语】《外台秘要》称："乳汁不下，京三棱三个，水二碗，煎汁一碗。洗奶取汁出为度，极妙。"

葛根汤治疗缺乳案

魏某，女，30岁。初诊：2007年2月26日。

剖宫产后第12天，经过数天抗炎治疗，乳汁分泌过少，每天仅能挤出乳汁120mL，无乳房发胀感。盗汗，纳可。舌淡红，苔薄白，脉细。

中医诊断：缺乳（乳络不通）。

治法：生乳通络。

方药：葛根汤加味。

葛根10g，麻黄6g，桂枝6g，炙甘草6g，炒白芍10g，生姜5片，大枣6个，炮山甲10g，通草4g，薏苡仁20g，5剂。

二诊： 2007年3月10日。盗汗消失，乳汁增加至每天可以挤出280mL。由于无法前来就诊，已经停药8天。舌脉如上。

方药： 守上方，加生黄芪12g，王不留行10g，7剂。

三诊： 2007年3月17日。乳汁量增加至每日380mL。舌脉如上。

方药： 守上方，续进7剂。

2007年4月30日随访，自从末次治疗之后，每日乳汁量已经增加至1000mL。由于已经足够哺乳，故未再就诊。

【按语】使用葛根汤生乳，是日本学者铃木邦彦和野尚吾的经验。该方加薏苡仁，可以治疗盗汗；加穿山甲、通草，可以通乳。

内服加隔姜灸治积乳案

陈某，女，29岁。初诊：2019年9月16日。

因"哺乳期右侧乳房肿块4天"就诊。患者4天前发现右

160

侧乳房有肿块，无乳胀，无乳痛，无充血，皮温正常。2019年9月14日B超检查：两侧乳腺哺乳期改变。右侧外上象限见大片高回声区，范围约70mm×65mm×40mm；左侧乳腺结节16mm×13mm×10mm，右侧乳腺结节12mm×12mm×12mm；左侧乳腺囊肿4mm×4mm，右侧乳腺囊肿4mm×3mm。舌淡红，苔薄白，脉细。

中医诊断：积乳（阳虚）。

治法：温阳补血，散寒通滞。

方药：阳和汤加味。

熟地黄10g，肉桂3g，炒芥子6g，干姜6g，炙甘草6g，炙麻黄6g，鹿角胶10g（烊冲），青皮10g，橘核10g，7剂。

二诊：2019年9月24日。药后自觉肿块稍有减小。舌脉如上。

方药：守上方，加郁金10g，7剂。

三诊：2019年10月5日。9月24日～9月25日感右乳疼痛，现疼痛消，无充血，皮温正常，排乳通畅、量多。舌淡红，苔薄白，脉细。

9月24日B超复查：右乳外上象限肿块直径约70mm大小，右乳内侧新发一肿块，约20mm大小。

方药：阳和汤加味。

熟地黄10g，肉桂3g，炒芥子6g，干姜6g，炙甘草6g，炙麻黄6g，鹿角胶10g（烊冲），橘叶14片，郁金10g，浙贝母10g，青皮10g，7剂。

局部隔姜灸，每日2次，每次15分钟。

四诊：2019年10月11日。乳汁正常，无胀痛。舌脉如上。

B超检查：右乳大片高回声区肿块消失，左乳外下象限17mm×11mm×11mm，右乳内下象限11mm×9mm×10mm，右乳外上象限4.8mm×3.7mm低回声结节伴包膜钙化，BI-RADS Ⅲ类，右乳外上象限15mm×9mm×11mm结节。

方药：守上方，7剂。

局部隔姜灸。

【按语】积乳不行，常发疼痛发热，而皮色、皮温不变者，必定阳气不足，难以运行。故选用治疗阴疽的阳和汤治疗。发现该方之力不逮，故加用局部隔姜温灸，热力直透病所，其效如响。

内服加冷热敷治乳痈案

万某，女，31岁。初诊：2016年11月1日。

因"顺产后35天，乳胀发热5天"就诊。患者5天前无明显诱因下出现乳房胀痛明显，以右乳为主，右乳内下象限红肿热痛，伴发热，请通乳师挤乳治疗。每次挤乳治疗之后即发高热，最高体温39.6℃，伴寒战，口服抗生素治疗（具体不详），症状未见好转。10月31日B超检查：右内下象限见大片状低回声区，范围54mm×15mm×42mm，内见不规则液性暗区，暗区内充满细点样回声。11月1日血常规检查正常。胃纳可，夜寐安，二便调。舌淡红，苔薄白，脉细。

中医诊断: 乳痈（气分热盛）。

西医诊断: 右侧乳腺炎。

治法: 清热解毒，活血散结。

方药: 金银花20g，连翘10g，天花粉15g，皂角刺10g，蒲公英30g，丹皮10g，赤芍10g，防风10g，浙贝母10g，野菊花10g，白芷10g，石膏15g，4剂。

另: 新鲜木芙蓉花捣碎，储放冰箱，取出冷敷。

二诊: 2016年11月4日。药后无发热，右乳疼痛消失，局部皮色、皮温正常。纳便无殊。舌脉如上。

方药: 守上方，去野菊花、石膏；加牛蒡子12g，瓜蒌皮

10g，7剂。

三诊： 2016年11月11日。患乳已无不适，肿块缩小至3mm×2cm，无压痛。舌质淡，苔薄白，脉细。

治法： 温阳活血，行气散结。

方药： 鹿角霜10g，白芷10g，当归6g，皂角刺10g，浙贝母10g，丝瓜络10g，僵蚕10g，赤芍10g，丹皮10g，天花粉12g，橘核10g，青皮6g，7剂。

另： 三棱30g，7剂。水煎，局部热敷。

治疗之后，患乳肿块全部消散。

【按语】此案治疗分为两个阶段：第一为热盛欲痈，采用清热解毒、活血散结的药物口服，同时用清热解毒的木芙蓉冷敷；第二为热退块成，采用温阳活血、行气散结的药物口服，同时用活血化瘀的药物热敷。

一 内外合治产后78天反复乳胀2个月余案

陈某，女，26岁。初诊：2016年11月8日。

因"产后78天，反复乳胀2个月余"就诊。患者78天前顺产，2个多月前右乳反复出现乳胀痛，局部脓肿形成，发热，外院曾予"阿莫西林胶囊"口服，以及通乳师通乳治疗，均未见好转，且局部肿块逐渐增大。目前哺乳，患侧乳汁量少，左侧乳汁亦不多。面色少华，右侧乳房无疼痛，局部肿块达8cm×8cm，皮色稍淡，皮温较低，质地坚硬，无触痛及波动感。11月5日B超检查：哺乳期乳腺，右侧乳腺脓肿首先考虑。舌质淡，苔薄白，脉细。

中医诊断：乳汁郁积（肝郁，气血阻滞）。

治法：先予以回乳。

方药：麦芽60g，蒲公英30g，蝉蜕10g，龙葵15g，神曲20g，当归9g，牛膝30g，红花6g，枇杷叶15g，7剂。

二诊：2016年11月15日。11月8日外感发热，体温39.1℃，流涕、咳嗽、喷嚏，4天热退。回乳已7天，无乳胀，左乳溢乳，右乳无溢乳。咽部充血不著。舌质红，苔薄白，脉细。

治法：辛凉解表，清热通乳。

方药：牛蒡子12g，薄荷6g（后入），桔梗9g，淡豆豉10g，葱白4条，丝瓜络10g，蝉蜕10g，枇杷叶12g，竹茹10g，3剂。

三诊：2016年11月18日。外感已愈。右乳逐渐变软，少许溢乳，局部皮色、皮温已改善。舌质淡，苔薄白，脉细软。

治法：温阳疏肝散结。

方药：鹿角霜10g，青皮9g，橘叶14片，香附10g，当归6g，丝瓜络10g，麦芽50g，郁金6g，浙贝母10g，7剂。

另：三棱50g，水煎分次局部热敷。

四诊：2016年11月25日。患乳继续变软，溢乳减少，肿块缩小至5cm×5cm。舌脉如上。

方药：守上方，加白芥子5g，橘核10g，7剂。

另：三棱50g，橘叶20g，水煎分次局部热敷。

五诊：2016年12月1日。患乳肿块约5cm×4cm。舌脉如上。

方药：鹿角霜10g，青皮10g，橘核10g，橘叶14片，香附10g，当归10g，白芥子9g，麦芽60g，丝瓜络10g，皂角刺10g，陈皮20g，7剂。

另：三棱50g，橘叶20g，水煎分次局部热敷。

六诊：2016年12月9日。患乳肿块约3cm×3cm。舌脉如上。

方药：守上方，加制乳香5g，制没药5g，7剂。

另：三棱50g，橘叶20g，水煎分次局部热敷。

七诊：2016年12月16日。无不适。舌脉如上。

方药: 守上方, 加浙贝母10g, 7剂。

另: 三棱50g, 橘叶20g, 水煎分次局部热敷。

八诊: 2016年12月23日。右乳B超见2.1cm×1.1cm×2.2cm片状低回声区。舌脉如上。

方药: 守12月1日方, 去麦芽; 加制乳香、制没药各5g, 三棱12g, 7剂。

另: 隔生姜局部艾灸。

九诊: 2016年12月30日。无不适。舌脉如上。

方药: 守上方, 7剂。

灸法同上。

十诊: 2017年1月6日。B超检查患乳肿块消失。舌脉如上。

方药: 逍遥散加预知子10g, 路路通10g, 7剂。

【按语】疽属阴性, 宜温宜散, 故口服、热敷、隔姜灸均未离开温散之法。

内服、外敷治乳头皲裂1个月案

虞某, 女, 26岁。初诊: 2014年4月2日。

因"产后乳头皲裂1个月，发热3天"就诊。患者3个月前顺产，产后50余天恶露排净，1个月前哺乳后左侧乳头发红、皲裂，自行局部使用美国Mambino（有机金盏花乳头保护霜），症状未见好转。3月31日下午，患者上述症状加重，左乳头疼痛、充血，乳汁色偏黄；并伴有全身乏力，腰酸，手心麻木感，夜里发热恶寒。测体温39℃，服用美林14mL后汗出，体温未见明显下降。4月1日赴某医院门诊，予"头孢"抗感染治疗。昨日已停哺乳。现无明显头痛不适，恶寒发热症状较前好转，无咽痛，纳食欠佳。辅助检查：4月1日C-反应蛋白144.6mg/L，白细胞18.9×10^9/L，中性粒细胞84.5%，淋巴细胞10.9%。2014年4月1日C-反应蛋白107mg/L，白细胞8.47×10^9/L。舌淡红，苔薄白，脉细。

中医诊断：乳痈、乳头风（热毒壅盛）。

西医诊断：乳头皲裂，急性乳腺炎。

治法：清热解毒，活络消痈。

方药：蒲公英15g，天花粉15g，紫花地丁10g，漏芦12g，赤芍12g，牛蒡子10g，浙贝10g，丝瓜络10g，忍冬藤15g，鹿角霜10g，柴胡10g，6剂。

另：丁香20g，研成细末外涂乳头。

二诊：2014年4月9日。外用药2次，乳头皲裂充血均消失，乳房疼痛好转。C-反应蛋白8mg/L，白细胞 $7.3×10^9$/L。舌脉如上。

方药：守上方，去牛蒡子，加路路通10g，7剂。

【按语】《妇人大全良方》称："乳头裂破，以丁香为末，水调敷立愈。"

外敷治疗乳头湿疹1个月案

周某，女，31岁。

左侧乳头瘙痒渗水1个月，局部可见疹状病变。

方药：丁香10g，研细末外涂。

1周后，乳头瘙痒渗水消失。2个月后随访，乳头湿疹未发。

【按语】《妇科用药400品历验心得》称：乳头湿疹，用丁香研细末，局部外敷。

坐浴治疗会阴缝合局部灼热4个月案

张某，女，26岁。初诊：2007年11月1日。

6月20日顺产，分娩时会阴部缝合3针，术后经常感到会阴连及肛门灼热不适。带下量多、色黄如涕，纳欠，二便正常。妇科检查：外阴无殊，阴道壁轻微充血，宫颈中度柱状上皮外移；子宫后位，大小正常，质地中等，活动，无压痛；两侧附件压痛。舌淡红，苔薄白，脉细。

中医诊断：（热毒）。

治法：清热解毒。

方药：忍冬藤60g，青黛20g，5剂。

每剂加水1000mL，煎取500mL，连煎3次，合药液，凉后先用冲洗器冲洗阴道，再坐浴，不拘次数，每次15分钟。

二诊：2007年11月13日。会阴部灼热不适感已经消失，带下时多。舌脉如上。

方药：忍冬藤60g，青黛20g，椿根皮30g，5剂。

每次加水1000mL，煎取500mL，连煎3次，合药液，凉后先用冲洗器冲洗阴道，再坐浴，不拘次数，每次15分钟。

三诊： 2008年1月15日。上述症状未再发生。

【按语】会阴缝合处出现感染或疼痛的现象十分普遍，清热解毒中药局部外洗坐浴，具有良好的疗效。

涂抹治疗妊娠阴癣1个月案

单某，女，22岁。妊娠2个多月，发现阴癣瘙痒1个月。

方药： 苦楝皮60g。

水煎2次，浓缩成150mL，涂抹局部，不拘次数。

用药1周后，皮损边缘变平，充血、瘙痒消失。

【按语】《本草纲目》称苦楝皮"苦酒和，涂疥癣甚良（弘景）"。

冲洗法治滴虫性阴道炎1个月案

谢某，女，41岁。初诊：2010年7月5日。

带下阴痒1个月，白带检查阴道滴虫阳性。

方药： 远志50g，7剂。

水煎3次，合药液约1500mL，凉后先用冲洗器冲洗阴道，再坐浴，不拘次数，每次15分钟。

二诊：用药之后，带下、阴痒消失。白带检查阴道滴虫阴性。

【按语】远志栓剂阴道用药可以治疗滴虫性阴道炎，其洗剂具有同样的疗效。

坐浴治围绝经期外阴白色病变瘙痒2年案

黄某，女，51岁。初诊：2007年11月15日。

停经1年左右，外阴瘙痒近2年，偶有疼痛感；带下色黄时或多，如脓样或糊状，有异味。纳便正常。妇科检查：两侧大阴唇色素减退呈白色，阴道通畅，宫颈轻度柱状上皮外移；子宫萎缩，压痛不明显，两侧附件无压痛。小便常规检查：尿糖阴性。舌淡红，苔薄白，脉细。

中医诊断: 阴痒(肾阴不足, 血虚生风)。

西医诊断: 外阴白色病变。

治法: 补益肝肾, 疏风止痒。

方药: 补骨脂50g, 何首乌60g, 刺蒺藜50g, 5剂。

每次加水1000mL, 煎取500mL, 连煎3次, 合药液, 凉后先用冲洗器冲洗阴道, 再坐浴, 不拘次数, 每次15分钟。

二诊: 2007年11月26日。外阴瘙痒已经消失, 带下多。舌脉如上。

方药: 守上方, 续用14剂。

【按语】年逾七七, 肝肾已虚, 胞脉失养, 血不营养外阴, 故其色变白而风虚瘙痒。治疗当滋补肝肾, 疏风止痒。方中补骨脂、何首乌滋补肝肾, 刺蒺藜疏风止痒。

内服加坐浴治外阴瘙痒10年案

林某, 女, 63岁。初诊: 2011年2月1日。

绝经10年, 于10年前因子宫肌瘤全切除术后至今, 出现外阴瘙痒反复发作。心慌, 心悸, 易怒, 潮热, 全身蚁走样感, 纳可寐安，二便无殊，小便时腹部坠胀感。生育史: 4-0-1-4。既往史: 皮肤划痕征，轻度脂肪肝，冠状动脉心肌桥（一种先天性的冠状动脉发育异常）。妇科常规检查: 外阴无殊，阴道通畅，子宫缺如，二附件轻压痛。尿常规阴性。舌淡红，苔薄白，脉细。

中医诊断: 阴痒（血虚）。

西医诊断: 外阴瘙痒症。

治法: 养血疏风。

方药: ①何首乌15g，当归9g，熟地黄10g，桑椹20g，炒白芍12g，蛇床子10g，补骨脂10g，苍耳子10g，白鲜皮15g，苍术10g，蚕沙10g，茯苓10g，7剂。水煎服。

②补骨脂30g，威灵仙30g，蛇床子30g，苍耳子30g，水煎坐浴，6剂。

二诊: 2011年2月15日。阴痒明显好转，咽痛。

方药: 守上方①，加炒栀子10g，7剂。水煎服。

水煎坐浴同上，6剂。

【按语】年逾花甲，阴血已竭，肌肤失养，阴户瘙痒。内服补养阴血为主，外洗驱风止痒为主。

内服加外涂治外阴疖肿1周案

陈某，女，31岁。初诊：2009年7月16日。

继发不孕1年就诊。外阴疼痛1周。检查发现右侧大阴唇有一疖肿，直径大小约1cm，局部充血。舌淡红，苔薄白，脉细。

中医诊断：阴疮（热毒）。

西医诊断：疖肿。

治法：清热解毒。

方药：五味消毒饮加味。

蒲公英15g，紫地丁15g，金银花20g，野菊花10g，天葵子10g，天花粉10g，浙贝母10g，连翘10g，紫草10g，陈皮4g，5剂。水煎服。

另用鸡蛋清涂抹疖肿，一日数次。

二诊：2009年7月21日。外阴疖肿疼痛、充血均消失，肿块明显缩小。

继续上述治疗。

【按语】《本草纲目》记载，鸡蛋清"和赤小豆末，涂一切热毒、丹肿、腮痛"。

内服外抹治外阴皲裂2年案

吕某，女，39岁。初诊：2017年1月5日。

患者2年多来无明显诱因下，经前4天出现外阴皲裂。白带增多，色黄。妇科检查：外阴见散在裂痕，最长约2cm，阴道通畅，无异常分泌物，宫颈轻度柱状上皮外移；宫体前位，正常大小，活动，质地中等，无压痛；两侧附件无压痛。舌淡红，苔薄白，脉细数。

中医诊断：外阴皲裂（瘀热）。

西医诊断：外阴炎。

治法：活血化瘀，收敛生肌。

方药：龙血竭胶囊1盒，研细局部外用。

二诊：2017年1月12日。外阴皲裂好转。

治法：清热解毒，活血化瘀。

方药：排脓汤合排脓散加减。

桔梗9g，甘草6，生白芍10g，贯众20g，炒椿皮15g，棉草藓10g，炒苍术9g，炒枳壳10g，生姜3片，大枣5个，14剂。水煎服。

另龙血竭胶囊1盒，研细局部外用。

三诊：2017年2月13日。月经1月31日来潮，经量中等，经前外阴皲裂现象未再发生，带下正常。舌脉如上。

方药：守上方加土茯苓15g，7剂。

【按语】排脓散和排脓汤出自《金匮要略》"疮痈肠痈浸淫病篇"。日本汉方常将两方合并使用。我以此方消炎的经验亦来源于此。血竭外用，具有生肌的功能。

外洗治疗外阴炎疼痛3年案

张某，女，35岁。

外阴疼痛3年，夏日尤甚，外阴与内裤接触时，即感疼痛，小便时即有刺激感，或瘙痒、隐痛，每次性交之后疼痛便加剧，局部裂伤，甚至出血，以至惧怕性生活。已经四处求医，效果罔然。妇科检查：外阴潮红，局部皮肤水肿、增厚、皲裂，皲裂部位和陈旧皮损已使局部皮色产生变异；内诊无殊。舌淡红，苔薄白，脉细。

中医诊断： 阴痛（湿热下注）。

西医诊断： 外阴炎。

治法： 清理湿热，杀虫止痒。

方药： 二龙漏痒汤（自拟方）。

龙葵30g，龙胆草15g，苦参20g，苦楝皮20g，白鲜皮20g，地肤子20g，黄柏20g，蛇床子30g，苍耳子15g，5剂。

每剂水煎3次混合，待药液凉后坐浴，不拘次数。

外洗之后，外阴充血改善，伤口愈合，瘙痒疼痛消失。

继续外洗5剂后，外阴皮损完全消失，其余症状均消除，皮色恢复正常。

【按语】二龙漏痒汤是我创制的治疗外阴炎症疗效极佳的方剂。

木贼煎汤擦洗治外阴尖锐湿疣1个月案

郑某，女，29岁。初诊：2010年4月20日。

发现外阴赘生物伴瘙痒月余。妇科检查：唇后联合处见三簇菜花状赘生物。

西医诊断: 外阴尖锐湿疣。

方药: 木贼100g, 7剂。

每剂水煎2次, 合药液约1000mL, 凉后用干净纱布擦洗局部, 直至局部充血为止。

二诊: 2010年4月27日。唇后联合处尖锐湿疣全部脱落。

【按语】《本草正义》载:"木贼以磨擦木器得名。虽有坚木, 擦之则粉屑错落而草不损, 其伐木之性甚强……能治目翳, 破积滞, 皆消磨有余之用也。"木贼煎汤擦洗治疗尖锐湿疣为近人之举, 或发轫于此。

坐浴治外阴干燥半个月案

徐某, 女, 40岁。外阴干燥半个月, 带下不多, 经净4天。

中医诊断: 阴燥(阴虚生风)。

治法: 滋阴疏风清热。

方药: 桑叶50g, 夜交藤50g, 7剂。

每次加水1000mL, 煎取500mL, 连煎3次, 合药液, 凉后坐浴, 不拘次数, 每次15分钟。

二诊: 外阴干燥消失。

【按语】年长而阴干者, 多因阴分不足引起。桑叶具有清凉疏风滋阴的作用,《寿世保元》的桑麻丸即是;《本草纲目》称夜交藤"风疮疥癣作痒, 煎汤洗浴"。该物是何首乌的藤, 尚有滋阴作用, 故两药合煎外洗可效。

坐浴加内服治外阴干燥2年案

刘某, 女, 36岁。初诊: 2020年8月31日。

停经2年, 外阴、阴道干涩2年, 性交后阴道、小便不适。舌淡红, 苔薄白, 脉细。

诊断: 阴干(肝肾阴虚)。

治法: 补肝肾阴。

方药: 女贞子60g, 黄精30g, 桑叶15g, 夜交藤30g, 天冬20g, 7剂。

每次加水1000mL，煎取500mL，连煎3次，合药液，凉后坐浴，不拘次数，每次15分钟。

二诊：2020年9月7日。阴干未出现，舌脉如上。

方药：麦味地黄丸加味。

熟地黄15g，山萸肉10g，山药15g，泽泻10g，牡丹皮9g，茯苓10g，麦冬10g，五味子5g，桑椹20g，枸杞12g，覆盆子15g，菟丝子15g，旱莲草15g，7剂。水煎服。

三诊：2020年9月14日。阴干已除。

方药：补胞汤（自拟方）。

熟地黄20g，紫河车粉（吞）10g，何首乌30g，菟丝子30g，巴戟12g，淫羊藿15g，鹿角胶（烊冲）20g，龟甲胶20g（烊冲），当归15g，桑寄生30g，黄精30g，鸡血藤30g，7剂。水煎服。

2021年2月27日。阴干现象未再发生。

【按语】外阴、阴道干涩责之于肝肾阴亏，治疗原则滋补肝肾为主。内服治本，外洗治标，标本兼治，获效才速。

内服加坐浴治外阴湿疹案

张某，女，24岁。初诊：2013年3月27日。

因"人流术后半年，要求助孕"就诊。近5个月面部痤疮增多。身高162cm，体重72.5kg。生育史：0-0-1-0，无痛人流1次。妇科检查：外阴无殊；阴道通畅，分泌物量中，色白，透明；宫颈光滑；子宫前位，正常大小，质地中等，活动，无压痛；两附件无压痛。外阴连及两侧腹股沟见片状湿疹，色素沉着，多处皮肤溃破充血，渗液。舌淡红，苔薄白，脉细。

中医诊断：外阴湿疮（湿重于热）。

西医诊断：外阴湿疹。

治疗：清热利湿。

方药：三仁汤合三妙丸加味。

杏仁20g，滑石10g，通草10g，厚朴10g，半夏10g，竹叶10g，蔻仁10g（杵冲），生薏苡仁30g，苍术20g，黄柏10g，牛膝10g，萆薢10g，7剂。水煎内服。

另：蚕沙50g，苦参30g，白鲜皮30g，6剂。水煎3次，混合药液，凉后坐浴。

二诊：2013年4月14日。药后外阴湿疹明显好转，瘙痒消失。月经4月6日~4月14日。舌脉如上。

方药：守上方，内服方、外用方各3剂。

三诊： 2013年4月17日。外阴湿疹已愈。

【按语】三仁汤是我历年治疗湿疹的特效药方。

湿敷治外阴疱疹痒痛3天案

刘某，女，28岁。初诊：2010年1月2日。

患者月经12月12日来潮，外阴瘙痒疼痛3天。妇科检查发现左侧大阴唇下缘有数颗疱疹，色暗，边界清晰。

中医诊断： 阴痛（热毒）。

西医诊断： 外阴疱疹。

治法： 清热解毒。

方药： 龙胆草50g，7剂。

水煎500mL，药液凉后用纱布湿敷患部，不拘次数和时间。

外敷即日，局部瘙痒即控制，5天后疱疹消失。

【按语】疱疹系感染疱疹病毒所致，外阴疱疹属于肝经湿热，故以龙胆煎水湿敷，其效神速。

内外合治大阴唇黏膜下脂肪囊肿感染案

童某，女，26岁。

初诊：左侧大阴唇发现一2cm×1cm大小黏膜下肿块1周，质韧，活动，边缘光滑，局部充血，疼痛。

中医诊断：粉瘤（气血痰瘀互结）。

西医诊断：大阴唇黏膜下脂肪囊肿伴感染。

治法：清热活血散结。

方药：消癥汤（自拟方）加味。

半枝莲15g，白花蛇舌草15g，夏枯草15g，皂角刺12g，三棱10g，莪术10g，海藻12g，牡蛎15g，荔枝核10g，橘核10g，制乳香4g，制没药4g，紫草12g，王不留行12g，刘寄奴15g，浙贝母10g，天葵子15g，蒲公英15g，紫地丁12g，7剂。水煎内服。

另：桃仁100g，碾成泥，用鸡蛋清调匀，局部外敷。

二诊：大阴唇黏膜下脂肪囊肿消失。

【按语】大阴唇黏膜下脂肪囊肿感染属于中医的粉瘤，辨证属于气血痰瘀互结，内外同治，疗效较佳。

内服外敷治阴疮案

陈某，女，25岁。初诊：2014年3月26日。

外阴疼痛数天。妇科检查：右侧阴唇见一2cm×1cm大小的疮肿，局部红、肿、热、痛。舌淡红，苔薄白，脉细。

中医诊断：阴疮（热毒）。

西医诊断：外阴疖肿。

治法：清热解毒，活血消疮。

方药：五味消毒饮加味。

金银花10g，连翘10g，野菊花10g，天葵子10g，紫花地丁10g，蒲公英15g，赤芍10g，牡丹皮10g，天花粉10g，6剂。

另：金银花100g，鸡蛋清适量。将金银花浸入鸡蛋清中，待软后捣研，置冰箱冷后，局部冷敷，热时即换。

二诊：2014年4月3日。外敷2天，外阴疖肿即消平。

【按语】大凡疮、疖类疡科疾病，内外同治是首选方法。

坐浴治阴蚀1个月案

郑某，女，55岁。初诊：2010年8月13日。

外阴瘙痒疼痛1个月。妇科检查发现，右侧大阴唇有一巴氏腺囊肿，约3cm×2cm大小，无充血。

中医诊断： 阴蚀（热毒）。

西医诊断： 巴氏腺囊肿。

治法： 清热解毒消肿。

方药： 合欢皮60g，龙胆草30g，皂角刺30g，19剂。

水煎3次，合药液，温时坐浴。

二诊： 2010年9月14日。外阴瘙痒疼痛消失，巴氏腺囊肿缩小至1.5cm×1cm大小。

方药： 守上方，续用7剂，用法同上。

三诊： 2010年9月21日。巴氏腺囊肿继续缩小，阴臭。

方药： 守上方，加败酱草50g，7剂。用法同上。

四诊： 2010年9月29日。肛周瘙痒。

方药: 守上方, 加苦参30g, 续用7剂。用法同上。

五诊: 2010年10月7日。肛周瘙痒明显减轻, 阴茧继续缩小。

方药: 守9月21日方, 续用7剂。用法同上。

【按语】《本草纲目》称合欢皮能"和血, 消肿, 止痛"。

药液冲洗治阴道干涩4年案

刘某, 女, 37岁。初诊: 2013年1月8日。

因 "阴道干涩4年" 就诊。患者平素月经规则, 周期28~30天, 经期1~2天。末次月经2012年12月3日来潮, 经量少, 经色鲜红, 无血块, 无痛经。近4年阴道干涩明显, 影响性交。胃纳可, 夜寐梦多, 大便难解, 小便如常。生育史: 1-0-1-1。舌质红, 苔薄白, 脉细。

中医诊断: 阴道干燥 (阴津不足)。

治法: 养阴润燥。

方药: 女贞子60g, 玉竹20g, 滑石30g, 7剂。

水煎3次, 合药液约1500mL, 凉后先用冲洗器冲洗阴道再坐浴,不拘次数。

二诊: 阴道干涩好转。续用28剂,阴道干涩消除。

【按语】对于并非绝经引起的阴道干燥,中药冲洗阴道,是一种直接的、高效的治疗方法。

泽泻煎水坐浴治阴汗1年案

汤某,女,38岁。初诊: 2010年9月4日。

自觉阴下潮湿1年,白带量中等,色白,无异味。妇科检查: 外阴无殊,阴道通畅,宫颈中度柱状上皮外移;宫体后位,大小正常,质地中等,活动,压痛;两侧附件压痛。

中医诊断: 阴汗(湿注)。

治法: 利湿。

方药: 泽泻60g, 6剂。

水煎3次,合药液约1500mL,凉后坐浴,不拘次数,每次15分钟。

二诊: 2010年9月10日。阴汗消失。

【按语】《本草新编》称泽泻"长于利水，去阴汗"。但用它外洗，则属于发明。

藿香煎水坐浴治阴臭数月案

黄某，女，30岁。初诊：2009年9月21日。

阴臭数月，带下不多。

方药：藿香60g，7剂。

水煎3次，合药液约1500mL，凉后先用冲洗器冲洗阴道，再坐浴，不拘次数，每次15分钟。

二诊：2009年9月28日。阴臭已除。

【按语】藿香等香味浓烈的药物，均具有杀菌、除臭、止痒的作用。

桂枝茯苓丸加减治阴吹3年案

胡某，女，32岁。初诊：1991年1月3日。

阴吹3年，带下较多，色黄。两侧输卵管结扎术后4年。下腹疼痛2个月，尾骶部疼痛较剧，下坠感，大便秘结。月经周期规则，经量较多，一周净。末次月经12月15日来潮。妇科检查：外阴无殊，阴道通畅，宫颈光滑；宫体平位，正常大小，活动，质地中等，举痛压痛；右侧附件增厚压痛较著，左侧附件压痛轻；三合诊右侧子宫骶骨韧带触及粟粒大小痛性结节。舌淡红，苔薄白，脉细。

中医诊断：阴吹（湿热瘀阻）。

西医诊断：盆腔炎症性疾病后遗症，子宫内膜异位症。

治法：活血化瘀，清热益肾。

方药：桂枝茯苓丸加减。

桂枝6g，茯苓10g，乌药9g，丹皮10g，桃仁10g，土鳖虫6g，蒲公英15g，大血藤20g，制没药5g，延胡索10g，续断12g，杜仲10g，4剂。

二诊：1991年1月7日。阴吹消失。在继续治疗其他疾病的1个月中，未再发现阴吹复发。

【按语】以湿热瘀阻论治阴吹者，临床极少报道。

泽兰煎水坐浴治性交阴肿1天案

刘某, 女, 28岁。初诊: 2009年6月20日。

性生活之后, 外阴肿1天。舌淡红, 苔薄白, 脉细。

中医诊断: 外伤阴肿 (瘀血阻滞)。

治法: 活血化瘀。

方药: 泽兰50g, 7剂。

每次加水1000mL, 煎取500mL, 连煎3次, 合药液坐浴, 不拘次数, 每次15分钟。

二诊: 2009年6月27日。药后外阴肿已除。

【按语】《濒湖集简方》有泽兰洗方, 治产后阴翻。泽兰具有活血利水作用, 治疗外伤阴肿尤其合拍。

坐浴治子宫脱垂一个半月案

林某, 女, 68岁。初诊: 2011年2月23日。

停经20年, 子宫脱垂一个半月, 难以自行恢复, 伴宫颈少量出血，淡红色。白带无殊，腰酸，二便正常，偶潮热。高血压史。生育史：3-0-1-3。2011年1月25日宫颈液基细胞检查：未见上皮内细胞恶性病变，有炎症反应性细胞改变。妇科常规检查：外阴无殊，阴道通畅，宫颈中度柱状上皮外移，子宫三度脱垂。舌淡红，苔薄白，脉细。

中医诊断：阴挺（中气下陷）。

西医诊断：子宫脱垂。

治法：收敛升提。

方药：预知子20g，牡蛎20g，茺蔚子10g，枳壳15g，丝瓜络15g，椿根皮20g，7剂。水煎内服。

另：乌梅150g，石榴皮150g，7剂。水煎3次，合药液1500mL，待药液温后坐浴。

二诊：2011年3月3日。子宫脱垂明显改善，可以自行回复。

方药：内服方守上方加生黄芪15g，14剂。外洗药守上方，14剂。

【按语】《太平圣惠方》治疗阴挺出下脱，用蛇床子五两，乌梅十四枚水煮去滓，稍热外洗。我加收敛的石榴皮，相得益彰。

龙胆泻肝汤治疗性情急躁易怒3年案

李某，女，31岁。初诊：2020年10月14日。

患者性躁易怒已3年，动辄斥责詈骂子女，情绪难以抑制。寐一般，口苦，纳减，大便2~3日一解、质黏，溲黄。月经周期、经期、经量正常，无痛经，无经前乳胀。末次月经10月13日来潮，量较多，色暗红，伴少量血块，下腹稍坠。舌淡红，苔薄白，脉细。

中医诊断：怒郁（肝经湿热）。

治法：清肝经湿热。

方药：龙胆泻肝汤合栀子豉汤加减。

龙胆草5g，炒栀子10g，淡豆豉10g，生地黄12g，车前子10g（包），预知子10g，刺蒺藜10g，郁金6g，柴胡10g，大蓟12g，小蓟12g，7剂。

二诊：2020年10月23日。药后性情改善，口苦减。舌脉如上。辅检：外阴无殊，阴道通畅，内见少量咖啡色分泌物，宫颈光滑，未见赘生物及接触性出血，双合诊暂缓。

方药：守上方加减。

龙胆草5g, 炒栀子10g, 淡豆豉10g, 生地黄12g, 车前子10g（包）, 预知子10g, 刺蒺藜10g, 郁金6g, 柴胡10g, 贯众炭20g, 地榆15g, 7剂。

三诊: 2020年11月3日。性情平和, 不再发怒。带下稍多。舌脉如上。

妇科检查: 外阴无殊, 阴道通畅, 分泌物量中, 色白, 宫颈轻度柱状上皮外移; 子宫质地中等, 正常大小, 无压痛, 双附件压痛。

方药: 柴胡10g, 枳壳10g, 白芍10g, 败酱草10g, 大血藤15g, 樗白皮15g, 半枝莲15g, 土茯苓15g, 蒲公英15g, 大蓟15g, 小蓟15g, 萆薢15g, 生甘草6g, 7剂。

四诊: 2020年11月23日。月经11月8日～11月15日, 性情平和。舌脉如上。

龙胆草5g, 炒栀10g, 淡豆豉10g, 生地黄12g, 车前子10g, 预知子10g, 白蒺藜10g, 郁金6g, 柴胡10g, 大蓟12g, 小蓟12g, 7剂。

【按语】龙胆泻肝汤是《医方集解》引《局方》的方剂, 以治疗肝胆湿热闻名。

情绪焦虑2年案

徐某，女，36岁。初诊：2019年10月28日。

患者因"情绪焦虑2年"就诊。每月见经量少便心烦想哭，哭后情绪缓解。月经周期24天，经期3天。末次月经10月17日来潮，经量较前减少4/5，经色暗，无血块，无痛经；腰酸轻微，乳房胀痛。2018年右侧肺部原位癌行微创切除术。生育史：1-0-2-1（无痛人流2次）。舌淡红，苔薄白，脉细。

中医诊断： 经行情志异常（肝经郁热）。

西医诊断： 焦虑症。

治法： 疏肝解郁，清热养血。

方药： 丹栀逍遥散加味。

牡丹皮10g，炒栀子10g，柴胡10g，当归9g，炒白芍10g，薄荷3g（后入），茯苓10g，炒白术10g，甘草5g，淡豆豉10g，绿萼梅5g，白蒺藜10g，7剂。

二诊： 2019年11月4日。心烦已除。舌脉如上。

方药： 保阴煎合延经汤加味。

生地黄15g，山药20g，续断10g，炒黄芩10g，熟地黄10g，

195

炒白芍10g, 黄柏5g, 甘草3g, 蒲黄15g, 滑石粉15g, 瓜蒌仁10g, 枳壳5g, 檀香3g, 旱莲草16g, 炒栀10g, 7剂。

三诊: 2019年11月11日。末次月经11月9日来潮, 经期第1、2天量极少, 色鲜红, 今量稍增加。经前心情稍好转。尿妊娠试验阴性。舌脉如上。

方药: 丹栀逍遥散加味。

牡丹皮10g, 炒栀子10g, 柴胡10g, 当归9g, 炒白芍10g, 甘草5g, 薄荷3g(后入), 茯苓10g, 炒白术10g, 生地黄12g, 紫草12g, 枇杷叶12g, 青蒿10g, 7剂。

四诊: 2019年11月20日。无焦虑情绪。舌脉如上。

方药: 丹栀逍遥散加味。

牡丹皮10g, 炒栀子10g, 当归9g, 炒白芍10g, 柴胡10g, 甘草5g, 薄荷3g(后入), 茯苓10g, 炒白术10g, 木蝴蝶5g, 郁金10g, 路路通10g, 7剂。

五诊: 2019年11月27日。焦虑现象消失。舌脉如上。

方药: 保阴煎合延经汤加味。

生地黄15g, 山药20g, 续断10g, 炒黄芩10g, 熟地黄10g, 炒白芍10g, 黄柏5g, 甘草3g, 蒲黄15g, 滑石粉15g, 瓜蒌仁10g, 枳壳5g, 檀香3g, 紫草10g, 枇杷叶10g, 薄荷5g(后入), 7剂。

六诊：2019年12月9日。12月3日阴道出血，一天净，焦虑消失。B超：子宫内膜厚度4.5mm，子宫三径之和13.5mm。舌脉如上。

方药：丹栀逍遥散加味。

牡丹皮10g，炒栀子10g，当归9g，炒白芍10g，柴胡10g，甘草5g，薄荷3g（后入），茯苓10g，炒白术10g，郁金10g，木蝴蝶5g，7剂。

七诊：2019年12月16日。无不适。舌脉如上。

治法：疏肝解郁。

方药：黛玉解郁汤（自拟方）。

绿萼梅6g，合欢皮10g，佛手9g，木蝴蝶5g，刺蒺藜10g，甘松10g，预知子10g，厚朴5g，玫瑰花6g，7剂。

八珍：2019年12月23日。情绪正常。舌脉如上。

方药：丹栀逍遥散加味。

牡丹皮10g，炒栀子10g，当归9g，炒白芍10g，柴胡10g，甘草5g，薄荷（后入）3g，茯苓10g，炒白术10g，郁金10g，益母草15g，泽兰15g，7剂。

2020年1月2日随访，治疗后未再出现情绪焦虑。

【按语】该案情志异常由肝经郁热引起，治疗以丹栀逍遥散加味为基本方。在症状控制之后，改用清热凉血的保阴煎合延经汤，调整月经先期。肝火清除，或用黛玉解郁汤疏肝。

当归生姜羊肉汤治疗失血性贫血案

黄某，女，42岁。初诊：2007年10月26日。

月经周期25天，经量过多2年，7天净。经前、经期无不适，带下不多。平时倦怠乏力，面色无华，纳便正常。月经10月11日来潮。曾B超诊断为子宫腺肌症。生育史：1-0-1-1。妇科检查：外阴无殊，阴道通畅，宫颈光滑；子宫后位，大小正常，质地中等，活动，轻压痛；两侧附件压痛。血常规检查：血红蛋白58g/L（正常值110~150）。舌淡红，苔薄白，脉细。

中医诊断：经量过多（气不摄血）。

西医诊断：子宫腺肌症？失血性贫血。

治法：补益气血。

方药：当归生姜羊肉汤合当归补血汤加味。

当归15g，生姜5片，羊肉100g（水煎代汤），炙黄芪20g，党参20g, 炒白术10g, 桂圆10个, 红糖2匙, 7剂。

二诊: 2007年11月5日。精神好转, 血红蛋白90g/L。舌脉如上。

方药: 守上方, 续进5剂。

三诊: 2007年11月9日。月经11月9日来潮, 经量不多。舌脉如上。

治法: 益气摄血。

方药: 炙黄芪20g, 党参30g, 炒白术20g, 阿胶20g(烊冲), 仙鹤草30g, 荆芥炭10g, 山茱萸20g, 三七末3g(吞), 益母草12g, 海螵蛸30g, 3剂。

【按语】当归生姜羊肉汤是《金匮要略》治疗"产后腹中疠痛""腹中寒疝, 虚劳不足"的方剂。虚劳不足包括气虚与血虚, 而此方补益的是血虚; 合当归补血汤, 更增强其补血的作用。红糖药用价值颇高, 含有多种微量元素, 具有补血、散瘀、暖肝、祛寒等功效。

桂枝甘草汤合半夏麻黄丸治疗心慌胸闷1个月案

韩某, 女, 34岁。初诊: 2019年5月22日。

因"心慌伴胸闷1个月"就诊。患者1个多月前无明显诱因下出现心慌、胸闷，步行片刻即因心慌不适、胸闷而需要停步捂胸休息。平素常自觉倦怠、乏力。未予治疗。现心慌，伴胸闷，面色白。纳可寐安，大便数日一行、难解。心电图检查：窦性心动过缓，心率53次/分。舌淡红，苔薄白，脉缓。

中医诊断： 心悸（水气凌心）。

西医诊断： 窦性心动过缓。

治法： 温阳化饮。

方药： 桂枝甘草汤合半夏麻黄丸加减。

桂枝6g，炙甘草6g，姜半夏9g，炙麻黄6g，党参30g，火麻仁12g，麦冬10g，熟地黄12g，黄酒5匙（冲），7剂。

二诊： 2019年5月15日。胸闷心慌较前减轻。舌脉如上。

方药： 守上方，桂枝加至10g；加枳壳12g，锁阳15g，7剂。

三诊： 2019年5月22日。心慌胸闷消失。今步行就诊，步行过程无胸闷，无须中途休息。便秘改善。心率75次/分。舌淡红，苔薄白，脉细。

方药： 守上方，加锁阳至30g，7剂。

【按语】《伤寒论》称："发汗过多,其人叉手自冒心,心下悸欲得按者,桂枝甘草汤主之。" 《金匮要略》称："心下悸者,半夏麻黄丸主之。"两方合用,可以复心阳,化水饮。酒可以行血,提高心率,寓炙甘草汤之意。

地榆煎水坐浴治疗肛裂便血3天案

韩某,女,28岁。初诊: 2009年6月29日。

肛裂便血3天。

中医诊断: 便血(湿热)。

治法: 清下焦湿热。

方药: 地榆60g, 7剂。每剂水煎3次,合药液坐浴。

二诊: 2009年7月6日。肛裂便血已愈。

【按语】《本草正》称地榆"治带浊痔漏"。内外治疗皆效。

附子理中汤治疗久泻3年案

苏某，女，36岁。初诊：2016年8月6日。

大便溏泄3年，日解2~3次，食用生冷食物及果蔬后腹泻加剧，伴肠鸣、胀气、矢气。舌淡红，苔薄白，脉细。

中医诊断：腹泻（脾胃虚寒）。

西医诊断：肠功能紊乱。

治法：温补脾胃，固肠止泻。

方药：附子理中汤加味。

淡附片6g，党参10g，炮姜6g，炒白术10g，炙甘草5g，川椒3g，川连2g，乌梅10g，赤石脂30g，诃子10g，5剂。

二诊：2016年8月11日。药后大便改善，矢气除。舌脉如上。

方药：淡附片6g，党参10g，炮姜6g，炒白术10g，炙甘草5g，川椒1g，川连2g，乌梅10g，赤石脂30g，诃子10g，益智仁10g，补骨脂10g，5剂。

三诊：2016年8月16日。大便或成形，纳欠，口苦。舌脉如上。

方药： 淡附片6g，党参10g，炮姜6g，炒白术10g，炙甘草5g，川椒1g，川连3g，乌梅10g，赤石脂30g，诃子10g，益智仁10g，补骨脂10g，神曲10g，7剂。

四诊： 2016年8月23日。大便一直成形。

【按语】该案使用药方是完整的附子理中汤，以及乌梅丸、四神丸的部分要药，协同起到温补脾肾、固肠止泻的作用。

针刺治疗噤口痢5天案

王某，男，35岁，黑龙江七台河东风公社万龙一队。初诊：1971年8月20日。

痢疾因水源污染流行，村民户户难免。患者洞泄五日未止，日行数十行，大便红白相间，不闻食臭，卧床不起，低声呻吟，人瘦如篾。连日点滴氯霉素针无效，半夜延请诊视。触诊时，在足三里、伏兔、天枢处有明显压痛。

中医诊断： 噤口痢（脾虚，湿热下注）。

西医诊断: 细菌性痢疾。

治疗: 针刺双侧足三里、伏兔、天枢穴,平补平泻,留针半小时。

针刺治疗后观察9小时,未发现腹痛腹泻。从此一切恢复如常。

【按语】针刺伏兔穴治疗细菌性痢疾,在当时的新针疗法书中有提及,但疗效如此迅捷,出人意料。

针刺治疗急性胃痉挛4小时案

蔡某,女,34岁,黑龙江七台河粮库。

1973年8月16日下午,患者由4名男性用门板抬来,呻吟号叫,躯体扭曲,称胃脘剧烈疼痛已经4小时未止,且有增无减。既往有类似病史。此次发作时,曾经注射硫酸阿托品针、服用阿片(当地民间有私藏少许阿片的风俗),无效。予以检查。

中医诊断: 胃痛(寒气阻滞)。

西医诊断: 急性胃痉挛。

治疗: 针刺双侧足三里穴,持续强刺激15分钟;针刺中脘穴,持续强刺激1分钟,快速捻转并提插。总共留针20分钟。

观察患者由号叫转为呻吟,由呻吟转为安静,直至胃痉挛疼痛完全解除,总共用时不到30分钟。随后患者自己下地,笑谢而去。

【按语】急性胃痉挛的疼痛程度甚剧,虽然西药具备许多解除平滑肌痉挛的药物,但中医的针灸是见效最快的一种治疗方法,值得推广。

海马治疗性欲减退1年案

支某,女,28岁。初诊: 2009年6月4日。

继发性不孕2年多,发现垂体肿瘤,口服溴隐亭片治疗。乳房胀痛,性生活时阴道干燥,无性要求1年多。月经周期35~45天,5天净,经色暗,偶夹块。白带稍多,大便秘结,纳欠寐差。生育史: 0-0-4-0。妇科检查:外阴无殊,阴道通畅,宫颈光滑；子宫前位，偏小，质地中等，活动，压痛；两侧附件压痛。舌淡红，苔薄白，脉细。

中医诊断：性冷（肾阳虚）。

西医诊断：垂体腺瘤，慢性盆腔炎性疾病后遗症，性冷淡。

治法：和气血，清湿热。

方药：当归芍药散加味（自拟方）

当归9g，川芎9g，炒白芍10g，茯苓10g，泽泻10g，炒白术10g，柴胡10g，枳壳10g，红藤20g，蒲公英15g，白花蛇舌草30g，延胡索10g，刺蒺藜10g，预知子10g。

海马研末，每日吞服2g。

续诊：2009年7月8日。上药连服1个月，性生活时阴道分泌物增多，性功能改善，已有性要求。

【按语】当归芍药散加味用于治疗慢性盆腔炎性疾病后遗症；《本草新编》说："海马亦虾属也，入肾经命门，专善兴阳，功不亚于海狗。"李时珍说海马"有交感之义，故难产及阳虚房中方术多用之"。

节饮加苓桂术甘汤治疗眩晕2年案

胡某，女，48岁。初诊：2019年8月22日。

患者头晕2年余。追询原因，每日晨起空腹饮水500mL已达3年，其间每晨起床吐痰，面色萎黄。月经期间均会头晕，前额发胀，打完电话后头晕更甚。寐可，纳便调。平素月经周期25~26天，经期5~6天。末次月经8月12日来潮，经量偏少，一天未满1条卫生巾，经色暗偏黑；伴有少量血块，轻微痛经，腰酸腰痛，无乳胀。舌淡红，苔薄白，脉右细、左沉弦。

中医诊断：眩晕（痰饮上扰）。

西医诊断：轻度水中毒。

治法：温阳化饮，健脾利湿。

方药：苓桂术甘汤加味。

茯苓10g，桂枝6g，炙甘草6g，白术10g，党参15g，枳壳9g，陈皮10g，防风10g，天麻10g，7剂。

嘱立即停止不良的饮水习惯。

二诊：2019年10月7日。头晕减半，纳欠。舌脉如上。

方药：茯苓10g，桂枝6g，炙甘草6g，白术10g，陈皮10g，半夏10g，神曲10g，炒谷芽10g，炒麦芽10g，佛手10g，7剂。

三诊：2019年10月20日。头晕已除，舌脉如上。

方药：苓桂术甘汤加味。

茯苓10g，桂枝6g，炙甘草6g，白术10g，陈皮10g，半夏10g，7剂。

随访数月，眩晕未发。

【按语】《金匮要略·痰饮咳嗽病》称："心下有支饮，其人苦冒眩。"过饮可以致疾。日本医家常把五苓散作为脱水剂应用，其实苓桂术甘汤功效相近。

节饮加五苓散治疗倦怠半年案

王某，男，31岁。因"倦怠半年，寐差多梦4个月"就诊。

初诊：2021年7月8日。患者倦怠半年；近4个月夜寐差、多梦，午睡达半天难能起床，夜间口水量多，晨起口苦、口黏、口渴，饮水后不解，日饮水约2000mL；纳可，大便日解3次，软不成形已半年，夏天喜冷饮，无腹胀腹痛，无腰痛；口糜、咽痛频发，经常服用降火药或抗生素。舌边尖稍红，苔薄腻，脉濡。

中医诊断： 倦怠（水湿停留），口糜（胃有郁热）。

治法： 温阳化气，利水渗湿。

方药： 五苓散和泻黄散加减。

猪苓10g，泽泻10g，炒白术10g，茯神30g，桂枝5g，藿香9g，焦栀子10g，石膏15g，生甘草6g，防风9g，滑石粉15g，淡竹叶12g，苦参10g，7剂。

吩咐减少饮水量。

二诊： 2021年7月15日。日饮水1000mL，晨起口苦除，空腹喝药，药后纳差，大便先溏稀，日解4～5次；近2日大便正常成形，日解2次；睡眠改善，口糜已除，午睡半小时即可自醒起床。舌脉如上。

方药： 守上方，去苦参，加六神曲10g，7剂。

三诊： 2021年7月22日。精神状态正常，睡眠质量改善，无口腔溃疡，胃口较前好转，大便偏软、日解2次。舌脉如上。

方药：乌梅丸。

黄连3g，炮姜5g，乌梅10g，细辛2g，黄柏5g，附片5g，当归5g，花椒2g，党参10g，桂枝5g，7剂。

四诊：2021年7月29日。夜寐佳，午睡15分钟即可，精神正常，大便成形，无口糜。舌脉如上。

方药：参苓白术散加减。

党参15g，茯苓10g，甘草6g，山药15g，白扁豆15g，白术10g，砂仁5g（后下），薏苡仁20g，桔梗3g，陈皮9g，莲子20g，川连3g，乌梅10g，花椒1g，7剂。

【按语】饮邪导致困顿乏力者，当先控制进水分量，再用温药化水祛湿，五苓散是首选之方。

节饮加益气升阳治疗嗜寐案

马某，女，36岁。初诊：2021年7月8日。

因"乏力2月，嗜睡1周"就诊。患者近2个月无明显诱因下出现乏力，伴见带下量多、经量减少；1周前出现嗜睡，每日睡眠时间最长可达17~18小时；喜饮水，日饮水量达2000mL。月经周期30天，经期9天。末次月经6月19日来潮，量偏少色黯，无血块，无痛经。平素纳可，二便调。既往史：无殊。个人史：1-0-2-1（已上环）。否认药物食物过敏史。血压125/76mmHg，身高168cm，体重68kg。妇科检查：外阴无殊；阴道通畅，分泌物量多；宫颈轻度柱状上皮细胞外移；宫体前位，质地中等，正常大小，压痛；两侧附件区轻压痛。舌淡红，苔薄白，脉细。

中医诊断： 嗜寐（气虚湿阻）。

治法： 益气升阳除湿。

方药： 生黄芪15g，党参12g，升麻9g，柴胡10g，葛根12g，白芷9g，藁本10g，防风6g，藿香6g，菖蒲9g，炙甘草6g，7剂。

另嘱减少饮水量，控制至不渴不喝水。

二诊： 2021年7月15日。睡眠时间减少至7~8小时。舌脉如上。

方药： 守上方，生黄芪加至30g，7剂。

211

三诊: 2021年7月22日。睡眠时间正常, 乏力较前改善, 胃脘不适, 便干。舌脉如上。

方药: 守上方, 党参加至15g, 7剂。

【按语】气虚湿阻者乏力嗜睡, 当用益气升阳除湿法治疗。

醋治疗胸汗1年案

董某, 女, 36岁。初诊: 2011年4月22日。

盗汗1年, 以胸汗为主。经行3天量稍多。有慢性盆腔炎性疾病后遗症病史。舌淡红, 苔薄白, 脉细。

中医诊断: 盗汗, 月经过多(湿热)。

治法: 清理湿热, 收敛固涩。

方药: 清带汤加味(自拟方)

败酱草10g, 红藤15g, 椿根皮15g, 半枝莲15g, 土茯苓15g, 蒲公英15g, 大蓟15g, 小蓟15g, 草薢10g, 地榆15g, 槐花20g, 贯众炭15g, 阿胶10g(烊冲), 7剂。每服另加醋50mL冲服。

二诊: 2011年5月4日。药后盗汗即愈。

【按语】案中清带汤加味用于治疗慢性盆腔炎性疾病后遗症,醋味酸,性收,用于治疗盗汗。

金器治疗夜惊心悸5天案

孙某,女,42岁。初诊: 2013年10月7日。

因"夜惊心悸5天"就诊。患者无明显诱因下出现夜间2~3点钟立即惊醒已5天,自感心悸,之后较难入睡。纳便正常,余无不适。舌淡红,苔薄白,脉细。

中医诊断: 惊悸、不寐(心胆气虚证)。

西医诊断: 心悸待查。

治法: 益气镇惊,安神定志。

方药: 金戒指1枚(煎汤代水),太子参15g,远志10g,石菖蒲10g,龙齿30g,磁石10g,茯苓10g,酸枣仁20g,琥珀3g,7剂。

二诊： 2013年10月16日。夜惊心悸已平，寐佳。

【按语】金器具有镇心、安神的良好功效。

炙甘草汤治疗顽固性失寐10年案

郑某，女，57岁。初诊：2018年4月26日。

因"失寐10年"就诊。患者近10年失眠极差，毫无睡意，因失眠，晚上心理压力大，一夜仅睡1小时；潮热出汗，气短，眼眶黑晕，嗳气明显，四肢关节胀痛明显。心电图提示偶发房早、室早。舌质淡，苔薄白，脉细软。

中医诊断： 不寐（阴阳气血两虚）。

西医诊断： 失眠，偶发房性早搏、室性早搏。

治法： 益气血，理阴阳。

方药： 炙甘草汤加味。

炙甘草9g，党参15g，桂枝6g，麦冬12g，生地黄15g，阿胶10g（烊冲），火麻仁10g，磁石20g，柏子仁15g，五味子6g，生姜3片，大枣5枚，黄酒50mL（冲），7剂。

二诊： 2018年5月3日。药后晚上出现睡意，可有2小时深睡眠，乳胀，潮热出汗。舌质淡，苔薄白，脉细。

方药： 守上方，黄酒逐渐加量；另加甘松15g，磁石20g，柏子仁15g，7剂。

此后随访，患者每夜能睡5~6小时，眼眶黑晕明显转淡。患者对治疗效果非常满意。

【按语】《素问·宣明五气》称："心藏神。"心不守神，故失寐；书中还说"五脏化液，心为汗"，故汗有心液之谓。患者失寐、汗出，又见房性早搏、室性早搏，故属心病无疑。方中黄酒除了协同诸药之外，加大剂量可起到助眠作用。

调胃承气汤治疗失寐2个月案

王某，女，32岁。初诊：2018年7月17日。

因"失眠2个月余"就诊。患者失眠严重2个多月，平均每日睡眠时间少于5小时；两目肿胀，面部色素沉着，烦躁易怒，每天向丈夫寻衅吵架；偶有胸闷，头晕，近期体重增加5kg。性欲下降，对性生活反感厌恶。平素月经规律，周期25~27日，经期5天。末次月经2018年7月15日来潮，经量中等，经色暗红，夹血块，无痛经，腰酸偶有。近2个月白带夹杂血丝，外阴瘙痒，有异味。胃纳欠佳，腹胀，大便4~5天一行。生育史：2-0-1-2，顺产2次，人流1次。舌稍红，苔薄白，脉细。

中医诊断： 不寐（肠腑热结，肝火上炎）。

西医诊断： 失眠。

治法： 泄热导滞，清肝宁神。

方药： 调胃承气汤加味。

制大黄6g，炙甘草6g，玄明粉5g（冲），炒栀子10g，淡豆豉10g，川连3g，酸枣仁15g，7剂。

二诊： 2018年7月24日。大便日解2次，无腹胀，睡眠已达7小时，烦躁易怒已除，胸闷消，头晕仍存。舌稍红，苔薄白，脉细。

方药： 黄连温胆汤加减。

黄连3g，姜半夏9g，陈皮9g，茯苓10g，炙甘草6g，竹茹9g，炒枳壳10g，天麻10g，太子参12g，珍珠母15g，7剂。

【按语】用承气汤治疗失眠的报道不多，疗效如此之佳，尤为罕见。

清热解毒法治疗失寐1个月案

栾某，女，29岁。初诊：2021年3月3日。

因"月经周期推迟，睾酮升高1周"就诊。平素月经不规律，周期推迟，30～40天，经期2～4天；末次月经2021年2月26日来潮，经量偏少，色黯黑，偶有血块，无痛经，偶有腰酸痛，今日净。乳胀，纳可。近1个月寐差，入睡困难，晚上八九点就寝，半夜1时方可入睡，清晨5时即醒。面部长斑，饮食正常，二便正常。2021年2月28日辅助检查：FSH4.56IU/L，LH19.01IU/L，T1.98nmol/L↑，P 1.065nmom/L，PRL 7.07ng/L，E_2 111pmol/L。尿妊娠试验阴性。妇科检查：外阴正常，阴道通畅，宫颈光滑，内可见少许咖色血丝；子宫前位，正常大小，活动度良好，压痛明显；双侧附件区未扪及异常包块，无压痛。舌稍红，苔薄白，脉细。

中医诊断: 失寐 (热毒)。

西医诊断: 多囊卵巢综合征。

治法: 清热解毒, 调经安神。

方药: 紫草12g, 败酱草20g, 蒲公英15g, 紫花地丁12g, 忍冬藤15g, 苦参10g, 川连3g, 肉桂1g, 磁石15g, 7剂。

二诊: 2021年3月17日。寐可, 睡眠时间达6~7小时。

【按语】热毒内盛者, 可以影响心神, 影响睡眠, 治疗方法不同于普通的清泻心火, 而以清热解毒为主。

凉膈散治疗入睡难案

吴某, 女, 27岁。初诊: 2018年10月24日。

因 "中药调理助孕" 就诊。平时入睡很快, 10分钟便足够, 现入睡困难5天, 30~60分钟才能入睡, 寐浅。口糜, 口臭, 便干。舌淡红, 苔薄白, 脉细。

中医诊断: 不寐(胃肠热熏,扰乱神明)。

治法: 清泻胃热。

方药: 凉膈散加味。

制大黄9g,玄明粉5g(冲),炙甘草6g,炒黄芩10g,连翘10g,炒栀子10g,薄荷3g,竹叶10g,枇杷叶9g,败酱草15g,2剂。

二诊: 2018年10月26日。大便已通,口糜、口臭均除,恢复10分钟入睡的习惯,睡眠佳,可达7小时。舌淡红,苔薄白,脉细。

方药: 助孕汤(自拟方)。

菟丝子12g,枸杞子15g,覆盆子15g,巴戟天12g,淫羊藿10g,鹿角10g,续断10g,杜仲12g,桑椹子15g,何首乌10g,紫石英30g,当归6g,3剂。

三诊: 2018年10月29日。夜寐佳,达7个多小时。

【按语】凉膈散可以荡涤胃肠之火,枇杷叶清胃热,败酱草清火安神。

旋覆代赭汤治疗胆汁反流性胃炎10年案

吴某，女，32岁。初诊：2019年6月8日。

因"胆汁反流性胃炎10余年"就诊。患者10年前8月份产褥期间，因天气炎热在空调下进食，之后便反复出现胃痛，且在进食寒凉或不易消化如糯米类食物后更甚，常伴有脘部饥饿痛、喜热敷；剑突下可触及拳头大小块状物，偶有泛酸、口有异味。平素月经后期。舌淡红，苔薄白，脉细。

中医诊断：胃痛（脾胃虚弱，胃气上逆）。

西医诊断：胆汁反流性胃炎。

治法：益气和胃，行气降逆。

方药：旋覆代赭汤加减。

旋覆花10g（包），代赭石20g，半夏12g，炙甘草6g，党参12g，甘松10g，紫苏梗15g，生姜3片，大枣5枚，7剂。

二诊：2019年6月15日。胃痛泛酸症状消失。舌脉如前。

方药：旋覆花10g（包），代赭石20g，半夏12g，炙甘草6g，党参12g，甘松10g，紫苏梗15g，降香5g，生姜3片，大枣5枚，

7剂。

三诊：2019年6月22日。因饮食时间不规律，仍出现饥饿性胃脘胀痛，无泛酸，嗳气、口气仍存，寐可，纳便正常。舌脉如前。

方药：旋覆花10g（包），代赭石20g，半夏12g，炙甘草6g，党参12g，甘松10g，降香5g，生姜3片，大枣5枚，7剂。

四诊：2019年7月6日。无胃痛，无泛酸，经期将近。舌脉如上。

方药：香苏散加减。

陈皮9g，香附9g，紫苏叶10g，炙甘草5g，当归9g，川芎9g，益母草15g，丹参15g，川牛膝15g，7剂。

五诊：2020年5月9日。胆汁反流性胃炎未再复发。

【按语】旋覆代赭汤是《伤寒论》治疗"伤寒发汗，若吐若下，解后，心下痞硬，噫气不除"的方剂，与胆汁反流性胃炎的病机、症状十分符合。由于具有饥饿痛，喜热敷，脉细为虚证。其剑突下可触及拳头大小块状物，貌似实证，却为"至虚有盛候"，为虚气所聚；若为实证，当一直存在，不会时隐时现。

小承气汤治疗腹胀加重3年案

张某，女，54岁。初诊：2018年8月15日。

患者下腹胀3年，加重2个月。下腹部隆起，如孕4月，喜按；大便羊屎状，矢气多难排，腹围83cm。平素月经规则，末次月经8月13日来潮。连续吃番薯10天以排气，纳寐可。2017年4月曾因尿失禁行手术治疗，手术名称不详。4天前B超提示：子宫腺肌症，子宫三径之和20.8cm，内膜厚度6mm，左侧卵巢23mm×10mm，右侧卵巢显示不清。生育史：1-0-3-1（顺产）。身体检查：下腹部皮下脂肪偏厚，叩诊呈鼓音。舌淡红，苔薄白，脉涩。

中医诊断： 腹胀（气滞）。

西医诊断： 肠腔积气。

治法： 行气通腑。

方药： 小承气汤加味。

制大黄6g，厚朴10g，枳实50g，诃子30g，大腹皮15g，麦芽

30g, 赤小豆30g, 3剂。

二诊: 2018年8月18日。测腹围80.5cm, 腹胀较前减轻。每天大便2~3次, 羊屎状, 欲矢气, 难排。纳可, 寐安。舌淡红, 苔薄白, 脉涩。

方药: 守上方, 厚朴加至20g, 7剂。

三诊: 2018年8月25日。大便每天6~7次, 有时溏, 无矢气; 测腹围78cm, 腹胀已除, 自觉舒服。舌淡红, 苔薄白, 脉涩。

方药: 守上方, 制大黄减至3g, 7剂。

四诊: 2018年9月3日。腹胀未发, 大便日解4~5次, 成形, 质软, 矢气顺利。舌淡红, 苔薄白, 脉涩。

方药: 赤小豆30g, 枳壳50g, 诃子30g, 槟榔10g, 乌药10g, 厚朴10g, 麦芽30g, 苍术10g, 木香10g, 7剂。

五诊: 2018年9月7日。测腹围77cm, 无腹胀; 大便日解3次, 成形, 质软。核磁共振检查提示子宫腺肌症、子宫多发性肌瘤、盆腔少量积液。舌脉如上。

方药: 守上方, 枳壳减至20g, 加炒莱菔子10g, 7剂。

【按语】方中诃子是一味可以收敛、行气的药物, 故可以治疗气利；麦芽、赤小豆亦可以调气。

莱菔子配伍人参治疗腹胀半个月案

马某，男，92岁。

患者为我父亲，患有慢性阻塞性肺病。2007年7月份因发热、哮喘、牙痛，在某医院就诊，门诊医生给他开了抗生素和阿司匹林口服，引起消化道出血。为了照顾好父亲，让他住进了该院呼吸科的ICU病房。

一天早上，ICU病房的值班医师给我打来电话说，你的父亲昨晚病得很重。父亲轻病住院，怎么一夜间骤然病情加重？经过了解得知，是由于值班医师在给父亲戴无创呼吸机前，忘记事先插上胃管，导致大量气体被注入胃中而无法排出，胃肠严重胀气，胸膈抬高，加重了父亲原先的呼吸困难。当时只见父亲躺在病床上，困难喘息，脸色难看，胸口急促起伏，表情极其痛苦。由于医院补插胃管失败，经过8小时的耽搁，父亲只能转院治疗。终于在另一家医院ICU病房插上胃管，排出大量胃中的气体。经过半个月的治疗，父亲喘息胸闷症状逐步得到缓解，但腹胀、便秘一直折磨着父亲，尽管邀请消化科、针灸科医师会诊，服用乳果糖、福松等药，却毫无疗效。

根据父亲年迈体弱，全腹发胀，脐腹为著，食欲不振，大便秘结的症状，8月5日我勉强开具一方。

方药：炒莱菔子30g，别直参5g（调冲），当归15g，杏仁12g，枳壳15g，神曲10g，生白术30g，炒谷麦芽各10g，1剂。

煎好药后，下午3时许，我给父亲一勺一勺喂药，2小时才喂完，到晚上7时许，父亲一直闭着的眼睛有神地睁开，脸上露出笑容。问他舒不舒服，他说舒服，肚子不太胀，透气也感到通畅，自行解了一次大便。再经过几次调理，腹胀症状完全消失。

【按语】气虚要补，气滞要行。补药之中，选用人参和当归，以气血两顾；行气药中，选用莱菔子和枳壳，枳壳是治疗气滞的通用药物，而莱菔子是可以消除小肠胀气的专用良药；杏仁宣肺利气，且可润便；生白术健脾润肠；神曲、谷麦芽助运消食。方中两味主药是剂量超大的莱菔子和人参，这两味药在历代方书中，都属于不宜配伍的药物，连老百姓都知道服人参是不能吃萝卜的。然而正是这两味不宜配伍的药物，发挥了起病霍然的功效。

温经汤治疗左少腹疼痛30年案

惠某，女，63岁，陕西人。初诊：2018年7月23日。

因"左少腹疼痛30年，加重2个月"就诊。患者偶发左少腹疼痛近30年，2个月前因食冷饮后出现左少腹疼痛伴阴道出血，至今左少腹仍疼痛伴局部皮肤烧灼感，热敷后疼痛缓解。在某医处就诊，予外用药加口服药（具体不详）后疼痛减轻。自诉平素接触冷物后即出现左少腹疼痛。胃纳可，夜寐安，二便调。既往史：血压偏高，左肾切除术后腹腔深静脉血栓史。生育史：3-0-3-3。妇科检查：外阴正常，阴道通畅，分泌物量多，黑黄色，宫颈萎缩；宫体前位，萎缩，活动正常，无压痛；两侧附件无压痛。2018年5月3日B超检查：子宫及两侧附件未见明显异常。2018年5月9日电子阴道镜检查：阴道炎，慢性宫颈炎，低度CIN病变。2018年5月10日宫颈病理检查：子宫颈4、6、12点局部鳞状上皮改变。2018年7月23日白带常规检查：白细胞

5～10/HP。舌淡红，苔薄白，脉细。

中医诊断：腹痛（寒热虚实错杂）。

西医诊断：腹痛待查。

治法：温经散寒，祛瘀止痛。

方药：温经汤。

吴茱萸3g，桂枝3g，党参10g，川芎6g，生姜3片，甘草6g，半夏9g，当归9g，炒白芍10g，麦冬9g，牡丹皮9g，阿胶10g（烊冲），3剂。

二诊：2018年7月26日。药后左少腹疼痛缓解，局部皮肤无烧灼感。舌淡红，苔薄白，脉细。

方药：吴茱萸5g，桂枝5g，党参10g，川芎6g，生姜3片，甘草6g，半夏9g，当归9g，炒白芍10g，麦冬9g，牡丹皮9g，阿胶10g（烊冲），7剂。

三诊：2018年8月2日。左乳发胀，一直有少许溢乳（末次生育后曾哺乳3年），晚上口水多。舌脉如上。

方药：吴茱萸6g，桂枝6g，党参10g，川芎6g，生姜3片，甘草6g，半夏9g，当归9g，炒白芍10g，麦冬9g，牡丹皮9g，阿胶10g

（烊冲），益智仁10g，7剂。

四诊： 2018年8月9日。催乳素317.4μg/L（正常范围）。B超检查示双侧乳腺未见明显异常。因受凉，左少腹发生疼痛，一天后缓解。舌脉如上。

方药： 吴茱萸9g，桂枝9g，党参10g，川芎6g，生姜3片，甘草6g，半夏9g，当归9g，炒白芍10g，麦冬9g，牡丹皮9g，阿胶10g（烊冲），肉豆蔻10g，7剂。

五诊： 2018年8月17日。昨日生气之后，左少腹疼痛，现已缓解。舌脉如上。

方药： 吴茱萸9g，桂枝10g，党参10g，川芎6g，生姜3片，甘草6g，半夏9g，当归9g，炒白芍10g，麦冬9g，牡丹皮9g，阿胶10g（烊冲），肉豆蔻10g，14剂。

2018年9月11日电话咨询，左少腹疼痛未再复发。她说，会永世记住马医师！

【按语】这是一则寒热虚实错杂的医案。《金匮要略》温经汤是一张治疗上述病机引起"少腹里急"的方剂，故用之取效。

通脉四逆汤治疗小腹寒冷4年案

陈某，女，26岁。初诊：2006年7月3日。

因"婚后未避孕未孕1年多"就诊。月经15岁初潮，26~28天一周期，经量中等，经色鲜红，3~4天净，无明显痛经。但患者诉说小腹寒冷已有4年之久。白带不多，纳可，二便正常。B超检查：子宫三径之和11cm。输卵管碘油造影显示：两侧输卵管通畅。末次月经6月28日来潮，今未净。舌淡红，苔薄白，脉细。

中医诊断：小腹寒冷（肾阳虚）。

治法：温阳散寒。

方药：通脉四逆汤加味。

淡附片12g，干姜9g，炙甘草6g，紫石英30g，仙茅10g，蛇床子15g，鹿角片12g，菟丝子20g，4剂。

二诊：2006年7月10日。小腹寒冷已除，经水已净，大便秘结。舌脉如上。

妇科检查：外阴无殊，阴道通畅，宫颈轻度柱状上皮外移；子宫后位，质地中等，活动，偏小，无压痛，右侧附件压痛，左侧附件无压痛。

方药：守上方，加锁阳30g，7剂。

【按语】通脉四逆汤是《伤寒论》治疗"少阴病，下利清谷，里寒外热，手足厥逆，脉微欲绝，身反不恶寒，其人面色赤，或腹痛，或干呕，或咽痛，或利止脉不出"的方剂，属于少阴寒化证，与该证机理相符，故投之如鼓应桴。

五肾汤治疗脐周疼痛1周案

梁某，女，52岁。初诊：2021年1月26日。

因"脐周疼痛1周"就诊。患者现乏力，脐周疼痛、喜按，便软，肠鸣，纳减。舌淡红，苔薄白，脉细。

中医诊断：腹痛（肾虚气阻）。

治法：补肾止泻，行气止痛。

方药：五肾汤加味。

野荞麦根（花麦肾）15g，仙鹤草（肾草）30g，络石藤（拉屙肾）15g，扶芳藤（对叶肾）12g，荔枝肾（湖广草，未能买到）15g，益智仁10g，补骨脂10g，小茴香3g，乌药10g，木香10g，枳壳10g，生黄芪10g，陈蚕豆10粒，7剂。

二诊：2020年2月2日。脐周疼痛除，乏力好转，大便日解1次、尚可，纳好转。舌脉如上。

方药：守上方加味。

野荞麦根15g，仙鹤草30g，络石藤15g，扶芳藤12g，益智仁10g，补骨脂10g，小茴香3g，乌药10g，木香10g，枳壳10g，生黄芪10g，党参12g，陈蚕豆10粒，14剂。

【按语】五肾汤是流行温州的一张单方，由五种别名称为"肾"的草药组成，每味药物均具有补肾作用。

温经汤合白通汤治疗小腹冷痛10年案

马某，女，37岁。初诊：2022年3月1日。

因"反复小腹冷痛10年，加重2年"就诊。患者平素脐周冷痛、胀气，喜热敷，尾骶坠胀痛1个月，怕冷。反酸，胃脘胀痛，善嗳气。尿频、尿短。月经规律，经量偏少，色鲜红，夹大血块。经期第1天，小腹微坠胀痛，腰酸，乳房胀痛。大便偏干，日解1次，稍难解，排便后腹痛，矢气频。或口淡、黏腻。妇科检查：外阴无殊，阴道通畅，分泌物不多，色清，宫颈光滑；宫体前位，正常大小，质地中等，活动，轻压痛，两侧附件轻压痛。生育史：1-0-1-1。舌淡红，苔薄白，脉细。

中医诊断： 小腹冷痛（寒瘀互结证）。

治法： 温经散寒，通阳止痛。

方药： 温经汤合白通汤加减。

吴茱萸3g，姜半夏9g，党参10g，当归9g，川芎6g，炒白芍6g，阿胶9g（烊冲），桂枝6g，淡附片6g，干姜5g，葱白5条，炙甘草6g，7剂。

二诊： 2022年3月8日。无小腹冷痛。舌淡红，苔薄白，脉细。

方药： 守上方，7剂。

肾气九，每次9g，一日2次。

三诊： 2022年3月15日。无小腹冷痛，二乳经期胀痛。舌淡红，苔薄白，脉细。

方药： 守上方，7剂。

逍遥丸，每次9g，一日2次。

【按语】温经汤顾名思义是一张偏于温的妇科专方，而白通汤则是一张纯粹温通的方剂。两方合用，可以治疗妇科的寒冷症。

猪脬、内金治疗张力性尿失禁4年案

章某，女，51岁。初诊：2013年10月23日。

停经4个月，今阴道少量出血，呈咖啡色。张力性尿失禁4年，近4个月尿频，无尿急尿痛。腰酸，目眶发黑，纳食可，寐差多梦，大便3天一行，有排便不尽感。患有"慢性盆腔炎"10年。生育史：3-0-5-3，两侧输卵管已结扎。舌淡红，苔薄白，脉细。

中医诊断: 遗溺 (肾虚)。

西医诊断: 张力性尿失禁, 慢性盆腔炎性疾病后遗症。

治法: 补肾固涩。

方药: 猪脬1个 (煎汤代水), 鸡内金10g, 胡桃肉30g, 桑螵蛸15g, 五味子5g, 补骨脂10g, 益智仁10g, 潼蒺藜10g, 菟丝子10g, 7剂。

二诊: 2013年11月4日。尿失禁已控制, 乳房胀痛3天。

方药: 守上方, 加预知子15g, 7剂。

【按语】《证治准绳·女科》治"小便不禁, 用猪脬洗净, 铁铲上炙熟食之, 以酒咽下"。这是中医的脏腑疗法。《别录》称鸡内金"主小便利, 遗尿"。两药为主, 治疗小便失禁, 有良效。

便溏1年脘胀4个月案

张某, 女, 24岁。初诊: 2021年8月4日。

患者近4个月脘胀、肠鸣, 大便稀溏近1年。眼前黑矇、口干,纳可。腹诊: 上腹部按之不舒,升降结肠叩诊呈鼓音。时测血压89/84mmHg。7月30日胃肠镜诊断: 慢性胃炎伴糜烂,胆汁反流。舌红,苔薄白,脉细软。

中医诊断: 痞证(寒热中阻,肠腑气滞)。

治法: 寒热并调,散结除痞。

方药: 半夏泻心汤加减。

姜半夏9g,黄芩5g,干姜5g,党参15g,炙甘草6g,黄连3g,大腹皮15g,制大黄6g,7剂。

二诊: 2021年8月12日。药后患者脘胀、肠鸣、黑朦均除,大便呈颗粒状,咽痛伴异物感。舌脉如上。

方药: 半夏厚朴汤加减。

姜半夏12g,厚朴10g,茯苓10g,紫苏叶6g,桔梗6g,炙大黄6g,7剂。

【按语】《金匮要略》称:"呕而肠鸣,心下痞者,半夏泻心汤主之。"对证用药,其效如响。

厚朴三物汤治疗便秘4个月案

林某，女，29岁。初诊：2018年9月26日。

解羊屎便4个月，伴腹胀腹痛。尿频，胃纳可，夜寐安。末次月经2018年9月8～20日，经量多，第1～3天，每天用3～4条卫生巾，之后量逐渐减少，经色暗红、无血块，痛经，小腹坠胀感。舌淡红，苔薄白，脉细。

中医诊断： 便秘（实秘）。

治法： 行气除满，通便去积。

方药： 厚朴三物汤加味。

厚朴12g，制大黄10g，枳实10g，益母草20g，香附10g，延胡索10g，7剂。

二诊： 2018年10月8日。大便条状，排便顺畅，日解1次。月经未潮，尿妊娠试验阴性。舌脉如上。

方药： 厚朴12g，制大黄10g，枳实10g，益母草30g，香附10g，蒲黄10g，五灵脂10g，延胡索10g，7剂。

三诊： 2018年10月15日。月经10月10日来潮，经量少，痛经减轻。大便正常。舌脉如上。

方药: 厚朴三物汤加味, 7剂。

1个月后随访, 大便正常, 未再出现羊屎便。

【按语】《金匮要略》称:"痛而闭者, 厚朴三物汤主之。"

温通法治疗便秘8年案

陈某, 女, 26岁。初诊: 2020年5月11日。

因"便秘8年"前来就诊。患者在无明显诱因下出现便秘, 平均2天以上解1次, 大便量少, 偏干, 排便不尽感, 时有便意感但无法排便, 矢气不多。纳寐正常, 小便无殊。畏寒, 易感乏力, 无其他明显不适。现大便2日未解。平时不喜欢运动。舌淡红, 苔薄白, 滑润, 脉细。

中医诊断: 便秘(寒秘)。

西医诊断: 习惯性便秘。

治法: 行气助运, 温润通下。

方药: 小承气汤合大黄附子汤加味。

枳壳30g,厚朴10g,制大黄5g,细辛3g,淡附片5g,大腹皮15g,槟榔12g,生白术30g,生山药30g,小麦30g,郁李仁6g,桑椹12g,7剂。

嘱适量运动,顺时针按摩腹部。

二诊: 2020年5月19日。服药开始,每日排便1次,大便不干,无不尽感。口干,舌脉如上。

方药: 守上方加减。

枳壳30g,厚朴10g,制大黄5g,细辛2g,淡附片3g,大腹皮15g,槟榔12g,生白术30g,生山药30g,小麦30g,郁李仁6g,桑椹12g,7剂。

三诊: 2020年5月26日。大便日解1次,一次性排便即净。身不怕冷,寐佳,纳可。舌脉如上。

方药: 守上方加味。

枳壳30g,厚朴10g,制大黄5g,细辛2g,淡附片3g,大腹皮15g,槟榔12g,生白术30g,生山药30g,小麦30g,郁李仁6g,桑椹12g,木香6g,7剂。

【按语】患者便秘而身冷，属于脾阳不足，推送乏力。方中小承气汤行气通下，属于治标，大黄附子汤温脾通下，属于治本。

越婢汤治疗水痘4天案

陈某，女，28岁。初诊：2008年6月2日。

因高泌乳素血症就诊。就诊过程中发现全身皮肤出现米粒大小水疱4天。发热，体温高达38.5℃，今天体温37.5℃。舌淡红，苔薄白，脉细。

中医诊断： 水疮（风热）。

西医诊断： 水痘。

治法： 宣肺解表，清热消疹。

方药： 越婢汤加味。

炙麻黄6g，石膏15g，生姜4片，甘草6g，大枣4g，蝉蜕6g，牛蒡子10g，紫草10g，荆芥10g，3剂。

二诊： 2008年7月5日。药后发热即退，水疱消尽。

【按语】越婢汤是一张疏风解表，宣肺利水的方剂。水痘发热属于表证，皮肤出现水痘，属于湿郁肌表。故该方对于水痘十分合拍。

内服外洗治疗全身荨麻疹7天案

赵某，女，35岁。初诊：2021年3月25日。

因"周身皮疹伴瘙痒7天"就诊。患者3月18日进食蟳蠓虎（青蟹的一种）2只后，于3月19日晚始觉前胸瘙痒；3月20日清晨发现前胸连腹部及后背始见皮疹，伴有瘙痒，不影响睡眠，未给予特殊治疗，后逐渐加重；于3月22日下午始，四肢片状发疹，颜色潮红，瘙痒加重，无发热，自诉有先发处先消退的特点；曾于2月23日于某西医院皮肤科门诊，给予依巴斯汀片口服，地奈德乳膏外涂后未见明显好转。今天来我处就诊时，疹块已遍及全身，色红，双下肢明显，后背有所自行消退。舌稍红，苔薄白，脉浮。

中医诊断：瘾疹（风热）。

治法： 疏风养血，清热除湿。

方药： 消风散加减。

生地黄15g，通草5g，知母10g，生石膏15g，牛蒡子9g，甘草5g，当归9g，防风10g，蝉蜕9g，苦参10g，荆芥9g，苍术9g，蚕沙10g，蕲蛇9g，紫草10g，4剂。

益母草60g，水煎后外洗周身。

二诊： 2021年3月30日。周身皮疹明显消退，瘙痒明显好转，双手及双脚稍红，可见少许新发皮疹，轻度水肿。舌脉如上。

方药： 消风散加减。

生地黄15g，通草5g，知母10g，生石膏15g，牛蒡子9g，甘草5g，当归9g，防风10g，蝉蜕9g，苦参10g，荆芥9g，苍术9g，防己10g，茯苓12g，7剂。

益母草60g，水煎后外洗周身。

【**按语**】《本经》称益母草"主瘾疹痒，可作汤浴。"即使妊娠期间仍然可以使用。

白菜根治疗表证发热案

杨某，女，30岁。初诊：2017年9月19日。

患者2017年8月4日曾因子宫腺肌症前来治疗。现发热2天，体温最高38.9℃，干咳，微冷，有汗。舌暗，苔薄白，脉浮数。

中医诊断：发热（风热）。

治法：疏风清热。

方药：淡豆豉10g，薄荷6g（后入），桑叶12g，白英15g，葱5条，牛蒡子10g，白菜根5个，蝉蜕10g，4剂。

二诊：2017年9月23日。服药1剂，发热迅速退清，舒坦之极。

【按语】白菜古代称为菘菜，其根味甘、微苦，性平，可以治疗风热外感，效果不错。

面部黧黑5年案

卢某，女，42岁。初诊：2019年6月28日。

患者5年前无明显诱因下出现面部色素沉着，并逐渐加重，到了"面目全非"的地步。无奈今年做美容激光术1次，无效。面部除黑色素之外，面部底色明显晦暗。夜间口渴，喜热饮，多饮则胃部不适，白带量多、色白。舌淡红、有齿痕，苔薄白，脉沉细。

中医诊断：面𪤚（脾阳不振，饮停血瘀）。

西医诊断：面部色素沉着。

治法：通阳化饮，清热补虚，活血化瘀。

方药：木防己汤合苓桂术甘汤加减。

防己10g，石膏15g，桂枝6g，党参12g，茯苓10g，炒白术10g，炙甘草6g，三棱10g，莪术10g，7剂。

大黄䗪虫丸，每服5丸，一日3次。

二诊：2019年7月4日。症如上，口渴。舌脉如上。

方药：守上方，加天花粉20g，7剂。

大黄䗪虫丸，每服5丸，一日3次。

三诊：2019年7月15日。上药服3剂，面部色素略减，恶心，腹泻，口水多。舌淡红、水滑，苔薄白，脉沉细。

治法: 温胃化饮。

方药: 小半夏加茯苓汤合苓桂术甘汤加味。

半夏9g, 生姜3片, 茯苓10g, 桂枝6g, 炒白术10g, 炙甘草6g, 白芥子5g, 白芷10g, 僵蚕10g, 藁本10g, 苍术10g, 炒薏苡仁30g, 7剂。

四诊: 2019年7月22日。无不适, 面部色素明显减退, 面色晦暗已除。舌脉如上。

方药: 木防己汤合苓桂术甘汤、小半夏加茯苓汤加味。

防己10g, 石膏10g, 桂枝9g, 党参12g, 茯苓12g, 炒白术10g, 炙甘草6g, 半夏15g, 白芥子10g, 僵蚕10g, 白芷10g, 生姜5片, 7剂。

五诊: 2019年7月29日。额部色素褪净, 面部色素明显减退, 夜间口渴好转。7月26日开始腹泻, 便软, 昨日解3次, 今未解。舌脉如上。

方药: 守上方, 去白芷, 加苍术10g, 7剂。

六诊: 2019年9月12日。面部色素基本褪净。进食辛辣后, 胃脘烧灼感1周, 嗳气。舌脉如上。

方药: 茯苓12g, 桂枝9g, 炒白术10g, 炙甘草6g, 瓦楞子

50g, 甘松10g, 佛手10g, 僵蚕10g, 藁本10g, 7剂。

【按语】木防己汤是《金匮要略》治疗"膈间支饮, 其人喘满, 心下痞坚, 面色黧黑"的方剂, 大黄䗪虫丸是《金匮要略》治疗"内有干血, 肌肤甲错, 两目黯黑"的方剂。前者去饮除矸, 后者化瘀却黑。结合苓桂术甘汤、小半夏加茯苓汤, 疗效尤胜一筹。

金银花外敷治面部脓性疖肿案

林某, 女, 26岁。初诊: 2013年1月15日。

月经提前5天, 于1月13日来潮, 经量中等。睡眠正常。近期面上痤疮较多, 左侧鼻翼下出现数颗粉刺化脓。舌淡红, 苔薄腻, 脉细。

中医诊断: 粉刺 (脾胃积热)。

西医诊断: 化脓性痤疮。

治法: 清热解毒。

方药: 金银花30g, 鸡蛋清适量。

将金银花捣碎，与鸡蛋清混合后局部外敷，干则易。

二诊：2013年1月22日。面部疖肿消退。

【按语】《本草便读》称金银花"一切痈疽外证，推为圣药"，无论内服或者外用，均可取效。鸡蛋清味甘，性凉，有清热解毒的功效，还可以增加其他药物的粘附性。

涂抹治鼻部疖肿焮红肿痛1周案

胡某，女，37岁。初诊：2009年11月21日。

因子宫肌瘤就诊。经前鼻部疖肿焮红肿痛1周，红肿直径达1cm。舌淡红，苔薄白，脉细。

中医诊断： 疖肿（热毒）。

西医诊断： 毛囊炎。

治法： 活血化瘀，佐以清热解毒。

方药： 消癥汤（自拟方）加味。

三棱10g，莪术10g，半枝莲15g，白花蛇舌草15g，皂角刺

12g，石见穿20g，牡蛎30g，海藻20g，荔枝核12g，橘核12g，制乳香4g，制没药4g，蒲公英20g，紫花地丁15g，连翘10g，14剂。水煎服。

羚羊角蘸水研磨，将磨水涂抹局部。

二诊：2009年12月5日。经用羚羊角涂抹1次，次日鼻部之疖红肿消退，颜色变紫，涂抹5次，疖肿痊愈。

【按语】《普济方》记载，羚羊角生磨成粉，和水涂疮肿上，治恶疮肿。经我试用，甚为灵验。

野菊花外敷口角疱疹4天案

李某，女，36岁。初诊：2020年11月9日。

因"右口角疱疹4天"就诊。患者4天前右口角出现疱疹，自用阿昔洛韦软膏涂抹，已结痂。便秘，2天1次。2020年10月21日测血糖6.55mmol/L。

西医诊断：单纯疱疹。

治法: 清热解毒。

方药: 野菊花30g, 水煎湿敷。

二诊: 2020年11月17日。右口角疱疹已愈。

【按语】野菊花味苦、辛, 性凉, 清热解毒功效甚强。内服外用均有奇功。

白虎汤治疗口唇干燥脱皮水肿2年案

钟某, 女, 28岁。初诊: 2018年12月19日。

患者因"因未避孕未孕1年"就诊。在诊疗中发现, 其口唇干燥、脱皮、水肿、偶痒, 上唇唇线部分消失, 起病已有2年。平素月经周期28~35天, 经期5~7天; 末次月经12月8日来潮, 经量中等, 经色鲜红。胃纳可, 夜寐安, 二便无殊。生育史: 0-0-0-0。舌红, 苔薄白, 脉细。

中医诊断: 唇风 (胃热津亏)。

西医诊断: 脱屑性唇炎。

治法: 清火养阴。

方药: 白虎汤加味。

石膏20g, 知母10g, 炙甘草6g, 糯米1撮, 升麻12g, 石斛12g, 麦冬12g, 天冬12g, 玄参12g, 天花粉15g, 白茅根30g, 地龙10g, 3剂。

二诊: 2018年12月22日。口唇干燥除, 无脱皮, 无水肿, 唇线恢复。舌脉如上。

方药: 守上方, 4剂。

三诊: 2018年12月26日。唇炎继续好转, 舌脉如上。

方药: 守上方, 4剂。

四诊: 2019年1月17日。连续治疗至今, 唇炎消失。

【按语】白虎汤是《伤寒论》治疗身大热、汗大出、口大渴、脉洪大的一张名方, 具有泻火存阴的良好作用。用白虎汤治唇炎少见报道, 可见驭方用药不必墨守成规, 在于认清病机。

桂枝加龙骨牡蛎汤治反复外感8年余案

李某, 女, 42岁。初诊: 2018年11月30日。

因"反复外感8年余"就诊。患者诉反复外感，外感愈后2~3天又患外感。今外感3天，身冷，盗汗，流清涕，打喷嚏，鼻塞，双耳闷胀。胃纳可，寐欠安，每日最多安睡4小时，常有右侧太阳穴刺痛，揉按后疼痛减轻，外感时疼痛加重。舌淡红，苔薄白，脉细。

中医诊断：外感（卫阳不固）。

治法：调和营卫，固表敛汗。

方药：桂枝加龙骨牡蛎汤。

桂枝6g，炒白芍6g，炙甘草6g，龙骨20g，牡蛎20g，生姜3片，大枣5枚，7剂。

二诊：2018年12月7日。流涕、喷嚏、鼻塞、身冷、盗汗均除，寐短。舌脉如上。

方药：守上方，加柏子仁30g，5剂。

三诊：2018年12月12日。寐可，睡眠时间可达7小时，微倦。舌脉如上。

方药：守上方，加党参15g，7剂。

四诊: 2018年12月19日。精神稍见好转,舌脉如上。

方药: 守上方,加生黄芪15g,7剂。

此后,外感不易发生。

【按语】该案反复外感8年余,是因为卫阳不固。卫阳虚而不密,汗出腠理开而易感,用桂枝加龙骨牡蛎汤调和营卫,固表敛汗。

麦门冬汤治疗临睡剧烈干咳20天案

郭某,女,48岁。初诊: 2019年10月30日。

临睡干咳剧烈20余天,咽痛,口干,晨起口苦,通口牙龈肿胀感,大便正常,纳可。舌稍红,苔薄白,脉细。

中医诊断: 咳嗽(肺燥),龈肿(胃热)。

治法: 润肺清胃,降逆平冲。

方药: 麦门冬汤加味。

麦冬12g，半夏6g，北沙参15g，甘草6g，大枣3枚，米1撮，百合30g，花粉10g，梨皮1个，川贝粉5g（吞），桔梗9g，罗汉果1个，7剂。

二诊： 2019年11月7日。干咳基本痊愈，牙龈肿消，晨起口苦，胃脘不适。月经10月31日来潮，今已净。舌淡红，苔薄白，脉细。

方药： 麦冬12g，半夏6g，北沙参15g，甘草6g，大枣3枚，米1撮，百合30g，花粉10g，梨皮1个，川贝5g（吞），桔梗9g，罗汉果1个，佛手10g，地骨皮6g，7剂。

三诊： 2019年11月18日。咳嗽已愈。

【按语】麦门冬汤是《金匮要略》治疗"大逆上气，咽喉不利，止逆下气"的方剂，正因为与该案的临床症状十分相符，故治疗之后立竿见影。

黄芪逍遥散治疗呼吸困难5天案

杨某，女，28岁。初诊：2021年2月6日。

因"胸闷气短5天"就诊。患者既往血压偏高，现服用拉贝洛尔100mg，每日3次，降血压治疗，血压控制在（102~120）/

（71~82）mmHg。近5天来无明显诱因，感胸闷气短，在室内即呼吸困难，至室外症状即消，有时半夜胸闷憋醒，需要起坐半小时后，才能再卧床睡眠。有尿频，无尿急尿痛，曾查尿常规正常。月经周期尚规律，30~37天，经期6天，量中等；末次月经2021年1月16日来潮。既往史：2014年于孕60⁺天时自然流产，2020年12月体外授精胚胎移植术后于孕80⁺天时胎停行无痛人流术。生育史：0-0-2-0。舌稍暗，苔薄腻，脉弦细。

中医诊断：胸闷（气虚肝郁脾虚）。

治法：益气疏肝健脾，行气活血。

方药：黄芪逍遥散加味。

生黄芪12g，当归9g，白芍10g，柴胡10g，生甘草5g，薄荷3g，茯苓10g，白术10g，香附6g，益母草12g，预知子10g。

二诊：2021年2月10日。药后胸闷已消。

【按语】该病起因于体外受精胚胎移植术失败后的人工流产。精神上的打击导致患者肝气郁结，人工流产导致正气损伤，肝郁和气虚均可以使气机受阻，以致出现胸闷气短、呼吸困难的症状。患者的舌脉也印证肝气抑郁与脾气不足同时存在，所以治疗用黄芪逍遥散疏肝健脾并行。

针刺治疗支气管哮喘10年案

一·

郭某, 男, 16岁。黑龙江七台河东风公社万龙一队。初诊:
1970年1月22日。

患哮喘性支气管炎10余年, 每临冬春季节加重, 咳嗽痰
鸣, 痰黄带血, 忌食咸物, 咳嗽哮喘加剧时夜不能寐, 步行5m
距离就得停步喘息。经中西医多方治疗鲜效。

中医诊断: 哮喘(风寒阻肺)。

西医诊断: 哮喘性支气管炎。

治疗: 针刺左侧治喘穴、双侧合谷穴, 平补平泻, 留针15
分钟。

二诊: 1970年1月23日。咳嗽稍减。

针刺右耳平喘、胸、肺区, 捻转, 留针15分钟。

三诊: 1970年1月24日。

针刺左耳平喘、胸、肺区, 捻转, 留针15分钟。

四诊: 1970年1月25日。

针刺右耳枕、神门、肾上腺, 捻转, 留针15分钟。

五诊： 1970年1月26日。除受风呛外，未见喘息，无痰鸣。

针刺左耳枕、神门、肾上腺，捻转，留针15分钟。

六诊： 1970年1月27日。

针刺左耳肺、平喘、胸，捻转，留针15分钟。

七诊： 1970年1月28日。

针刺右耳肺、平喘、胸，捻转，留针15分钟。

八诊： 1970年1月30日。

针刺双侧合谷、列缺穴，平补平泻，留针15分钟。

九诊： 1970年1月31日。

针刺双侧太渊、偏历穴，平补平泻，留针15分钟。

十诊： 1970年2月1日。

针刺右忠阳穴（忠阳穴为经外奇穴，位置在第5、6胸椎之间，后正中线旁开3～4分），平补平泻，留针15分钟。

十一诊： 1970年2月6日。

针刺左忠阳穴，平补平泻，留针15分钟；左耳神门、枕、肾上腺，捻转，留针15分钟。

十二诊： 1970年2月7日。

针刺双侧定喘穴，平补平泻，留针15分钟；针刺右耳神门、枕、肾上腺，捻转，留针15分钟。

十三诊: 1970年2月8日。

针刺左耳、胸、肺、平喘，捻转，留针15分钟；点刺右侧四缝穴。

十四诊: 1970年2月9日。

针刺右耳、胸、肺、平喘，捻转，留针15分钟；点刺左侧四缝穴。

十五诊: 1970年2月10日。

点刺右侧四缝穴。

患者哮喘、咳痰等症状均已消失，无须顾忌食咸。于风寒中步行八里地也不见喘息，与同学跑跳游戏，一切正常。

【按语】哮喘性支气管炎是一种病程长、康复慢的疾病，但是针刺具有如此之好的疗效，实出意外。

白虎汤治疗咽喉疼痛1年案

黄某，女，28岁。初诊: 2017年11月28日。

因"咽喉疼痛1年"就诊。患者咽喉每日疼痛已1年，无咳嗽，无恶寒发热。检查咽部充血不明显。腰骶及小腹部隐痛。舌淡红，苔薄白，脉细。

中医诊断： 咽痛（火盛阴亏）。

西医诊断： 慢性咽喉炎。

治法： 清热利咽。

方药： 白虎汤加味。

石膏10g，知母10g，甘草6g，粳米1撮，珠儿参12g，天冬10g，木蝴蝶5g，3剂。

二诊： 2017年12月1日。咽喉疼痛减轻。舌脉如上。

方药： 守上方，加桔梗6g，僵蚕10g，4剂。

三诊： 2017年12月12日。咽喉疼痛已除。舌脉如上。

方药： 守上方，7剂。

【按语】咽喉为阳明胃经所过。病久咽部充血已不明显，故不作火焰之证，当以阴分不足、内有虚火推论。《景岳全书》之玉女煎是治疗"少阴不足，阳明有余，烦热干渴，头痛牙疼"的神方，该方实出自白虎汤。加天冬,可取代玉女煎之麦冬,且滋阴之力更宏;加珠儿参,可清热养阴;加木蝴蝶、桔梗、僵蚕,可以泻火利咽。虽为白虎汤化裁,却有玉女煎之韵,无怪其效如神。

麻黄附子细辛汤治疗咽喉疼痛20天案

何某,女,29岁。初诊:2012年12月12日。

外感咳嗽4天,流涕,咽痛,鼻塞,头晕。舌淡红,苔薄白,脉细。

中医诊断: 外感(风热)。

治法: 辛凉解表,清肃肺热。

方药: 麻黄杏仁甘草石膏汤加味。

炙麻黄6g,杏仁10g,炙甘草6g,石膏12g,白芷10g,辛夷10g,薄荷5g(后入),白英15g,桔梗6g,蝉蜕6g,7剂。

二诊: 2012年12月20日。咽痛夜甚10多天,如火烧感,不能吞咽,咳嗽有痰,流清涕。舌淡红,苔薄白,脉细。

治法: 开痰散结,引火归舍。

方药: 麻黄附子细辛汤合桔梗汤加味。

炙麻黄5g,淡附片3g,细辛1g,桔梗6g,甘草5g,瓜蒌皮10g,浙贝母10g,射干5g,薄荷5g(后入),4剂。

三诊: 2012年12月25日。咽痛等外感诸症均除。

【按语】外感咽痛,临床多以辛凉治之,而用辛温之法者,多为反治。正如《素问·至真要大论》所云:"服寒而反热,服热而反寒……治其王(旺)气,是以反也。"麻黄附子细辛汤是《伤寒论》治疗"少阴病,始得之,反发热,脉沉"的方剂,具有温经解表、散寒开结的功效,所以用之速效。

配合观音葱治愈耳窒如塞3个月案

周某,女,39岁。初诊:2016年8月23日。

因"耳窒3个月余"就诊。患者半年前因孕4个月开始,感觉听不清外界声音,如棉塞耳。6月8日行药物流产,休息1个月(约7月8日)耳窒自行消除。月经7月20日来潮,耳窒症状再次出现,劳累之后加重。纳寐可,二便调。舌淡白,苔薄白,脉细。

中医诊断: 耳窒 (清阳不升)。

西医诊断: 听力下降, 原因待查。

治法: 益气升清。

方药: 益气聪明汤加减。

黄芪15g, 党参15g, 葛根9g, 蔓荆子9g, 白芍6g, 黄柏6g, 升麻5g, 炙甘草3g, 7剂。

二诊: 2016年8月31日。耳窒如前, 月经8月30日来潮, 经量中等, 无血块, 无痛经。舌脉同上。

方药: 生黄芪30g, 党参15g, 升麻9g, 柴胡6g, 当归9g, 白术10g, 桔梗6g, 葛根15g, 刺蒺藜10g, 僵蚕15g, 黄精15g, 炙甘草6g, 7剂。

每日观音葱3条, 去尖, 取中间段, 炒鸡蛋食。

三诊: 2016年9月8日。耳窒好转, 感觉倦怠。舌脉同上。

方药: 补中益气汤加杜仲10g, 菟丝子15g, 胡桃肉30g, 7剂。

每日观音葱3条, 去尖, 取中间段, 炒鸡蛋食。

药后耳窒消失。

【按语】观音葱又称大管葱，用它治疗耳窒，是温州的民间疗法。取葱除尖，通而无阻，亦医者意也。

苦酒汤治疗音哑案

周某，女，56岁。初诊：2019年3月12日。

患者昨天出现咽痛，今日声音嘶哑，难以发声。检查咽喉：无充血红肿。舌淡红，苔薄白，脉细。

中医诊断：音哑（火盛痰结）。

治法：清润利咽，散结开音。

方药：苦酒汤。

姜半夏7g（研末），陈醋1匙，鸡蛋1枚（取孔，去黄，留白），1剂。

纳半夏细末、醋于蛋中，小火上煮三沸，待只有微温，慢慢啜服，缓缓咽下。服药过程之中，咽喉疼痛立马消失。睡前再服完毕，次日醒来，说话声音如初。

【按语】苦酒汤是《伤寒论》治疗"少阴病，咽中伤，生疮，不能言语，声不出"的方剂，其中的鸡蛋清具有清润咽喉的作用，故以前戏班演员经常用来治疗音哑。半夏、陈醋散痰开结。

果汁中药治疗烦渴1年案

徐某，女，44岁。初诊：2021年2月2日。

患者1年前出现口干，舌麻，舌尖痛，不欲饮水；脘胀，乳房胀痛，倦怠，纳佳；大便2~3天1次，量少，质黏，细条状。尿糖阴性。2020年12月25日血常规血红蛋白87g/L。舌淡红，少津，苔薄白，脉细。

中医诊断： 烦渴（胃热伤津）。

治法： 滋阴清热，生津止渴。

方药： 五汁饮合增液汤加味。

梨汁50mL，荸荠汁20mL，甘蔗汁30mL，麦冬12g，石斛15g，生地黄12g，玄参10g，天花粉12g，绿萼梅6g，蜂蜜30mL，乌梅12g，7剂。

二诊: 2021年3月3日。药后口干及舌麻、舌痛均除。

【按语】《温病条辨》有五汁饮,药有梨汁、荸荠汁、鲜苇根汁、麦冬汁、藕汁(或用蔗浆)。我已五取其四,又添增液汤等,故药到病除。

吴茱萸外敷涌泉穴口糜5年案

张某,女,28岁。初诊: 2015年2月2日。

患者因不孕症就诊于我,自诉反复口腔溃疡已5年,辗转治疗,用药无数,均未见效。舌淡红,苔薄白,脉细。

中医诊断: 口糜(胃热)。

西医诊断: 复发性口腔溃疡。

治法: 引热下行。

治疗: 吴茱萸20g,碾成细粉,醋调匀,外敷涌泉穴,连续外敷14天。

二诊: 2015年2月16日。自从涌泉穴外敷吴茱萸之后,口腔糜烂即愈，至今未发。

治疗：吴茱萸20g碾粉外敷涌泉穴，再敷14天，以巩固疗效。

【按语】《本草备要》称："口舌生疮：（吴茱萸）为末，醋调贴足心，过夜便愈，能引热下行。"

内服漱口治牙痛4天案

高某，女，38岁。初诊：2009年3月18日。

牙痛4天，鼻衄，大便溏频。舌淡红，苔薄白，脉细。

中医诊断：牙痛（阴虚火热）。

治法：滋阴泻火。

方药：拳参20g，珠儿参15g，升麻20g，石膏15g，生甘草5g，黄连5g，3剂。水煎服。

另：露蜂房20g，3剂，水煎2次，待药液温后漱口，不计次数。

二诊：2009年3月30日。牙痛除，大便正常。

【按语】《本草纲目》转载《十便良方》："风热牙肿连及头面：用露蜂房，烧存性，研末，以酒少许调，噙漱之。"我临床上用水煎漱口治牙痛，亦屡试不爽。

芦根煎水漱口治齿衄3个月案

王某，女，36岁。初诊：2009年3月20日。

患者月经2009年2月23日来潮，因出血10多天未净就诊。牙龈出血3个月未愈。舌淡红，苔薄白，脉细。

中医诊断：齿衄（胃热）。

治疗：芦根100g，水煎2次，待药液冷后漱口。4剂。

二诊：2009年3月25日。牙龈出血减少。舌脉如上。继续上方治疗。

三诊：2009年3月29日。牙龈出血消失。

【按语】芦根清肺胃之热。《湖南药物志》称芦根"治牙龈出血",可水煎代茶饮。我另辟蹊径,改用漱口,获效亦佳。

中指扎线法治疗鼻洪案

陈某,男,14岁。是我的外甥。

1997年某日傍晚,突然发生右侧鼻腔大量出血,血流如注,使用仰头冰水冷敷额头、纸巾塞鼻,均无效果。

紧急取来细线一根,扎紧左手中指第二指节部位,并上举,大约1分钟鼻腔出血止住。

【按语】鼻衄扎线法见于我编的《妇产科疾病中医治疗全书》。

筷子蘸白酒夹治舌下腺囊肿案

某患者,因舌头下发现肿块,活动不利,前来就诊。

中医诊断： 重舌（心脾热）。

西医诊断： 舌下腺囊肿。

治疗：取白酒适量，用筷子点蘸白酒，轻夹舌下腺囊肿。每次夹20下，一日数次。

3天后，舌下腺囊肿消失。

【按语】《灵枢·终始》称："重舌，刺舌柱以铍针也。"即用放血的方法治疗。酒性活血，用筷子夹肿块，也起到活血的作用。这是民间的一种治疗方法。

青黛外敷治疗腮腺炎

王某，女，27岁。初诊：2020年12月17日。

发现左侧腮腺部位轻微疼痛，局部触诊微肿且硬。

中医诊断： 痄腮（热毒）。

西医诊断： 腮腺炎。

治法： 清热解毒。

方药: 青黛30g,局部湿敷。

二诊: 2020年12月19日。腮腺部位肿痛减轻。

方药: 青黛15g,局部湿敷。

三诊: 2020年12月21日。腮腺痛肿消失。

【按语】青黛具有清热解毒的功效,内服外用均有效。

内服加点穴治腰痛20余年案

叶某,女,61岁。因"腰痛20余年"就诊。

初诊: 2019年10月15日。患者20余年前行输卵管冻结术后出现腰部疼痛,同房后痛甚。便秘,依靠通便药物辅助排便,一天1次,小便无殊。颈项痛,寐浅。有糖尿病病史5年。舌质滞,苔薄腻,脉细。

中医诊断: 腰痛(肾虚络阻)。

西医诊断: 糖尿病,腰痛待查?

治法: 温肾阳,通经络。

方药: 济生肾气丸加味。

熟地黄12g, 山茱萸12g, 山药15g, 泽泻10g, 茯苓10g, 牡丹皮9g, 肉桂1g, 附片3g, 车前子10g(包), 怀牛膝15g, 杜仲12g, 桑寄生15g, 续断12g, 丝瓜络10g, 7剂。水煎服。

同时点按两手背腰痛点(位于手背第四、五掌骨之间, 当腕横纹与掌指关节中点处), 当即使患者腰痛获得明显缓解。

二诊: 2019年10月22日。药后腰痛改善, 头痛。舌脉如上。

方药: 中药守上方加刺蒺藜15g, 忍冬藤15g, 7剂。

点按两手背腰痛点, 患者腰痛又获得进一步缓解。

三诊: 2019年10月29日。腰部疼痛轻微, 头痛轻微。大便正常, 今大便3次、成形。腹部阵发性疼痛, 两下肢痛, 外感。舌脉如上。

方药: 守上方, 加潼蒺藜12g, 白芷10g, 防风10g, 7剂。

点按两手背腰痛点及下肢承山穴, 患者腰痛进一步减轻。

四诊: 2019年11月5日。颈项、腰腿疼痛均愈, 吃苹果、香蕉即目糊, 口干烫。舌淡红, 苔薄白, 脉细。

方药: 归芍地黄汤加味。

熟地黄15g, 山茱萸10g, 山药15g, 牡丹皮9g, 茯苓10g,

泽泻10g, 当归9g, 炒白芍10g, 菟丝子15g, 巴戟天12g, 淫羊藿10g, 枸杞子15g, 菊花10g, 谷精草10g, 钩藤12g, 石斛12g, 天花粉15g, 7剂。

【按语】这是一则标本同治的医案。用点按腰痛法治腰痛之标, 用济生肾气丸加味治腰痛之本。

内外合治足心发热1个月案

夏某, 女, 45岁。初诊: 2013年6月26日。

因"溢乳、足心发热1个月"就诊。患者近1个月来, 在无明显诱因下出现两侧足心发烫, 双乳胀痛、溢乳, 乏力。检测催乳素正常。舌淡红, 苔薄白, 脉细。

中医诊断: 溢乳(肝经郁热), 足心发热(血热阴虚)。

治法: 清热疏肝, 滋阴凉血。

方药: 丹栀逍遥散加味。

牡丹皮9g，炒栀子10g，柴胡10g，当归9g，炒白芍10g，茯苓10g，炒白术10g，甘草5g，生姜3片，薄荷3g（后入），龙葵20g，蝉蜕6g，桑寄生15g，麦芽50g，7剂。水煎服。

另：生地黄60g，加冷水捣研，外敷涌泉穴，每日1次，不计时。

二诊：2013年7月7日。月经7月4日来潮，两足心发热减轻，眼屎多，头筋痛。舌脉如上。

方药：丹栀逍遥散加味。

牡丹皮9g，炒栀子10g，柴胡10g，当归9g，炒白芍10g，茯苓10g，炒白术10g，甘草5g，生姜3片，薄荷3g（后入），菊花10g，旱莲草15g，夏枯草15g，7剂。水煎服。

另：生地黄60g，加冷水捣研，外敷涌泉穴，每日1次，不计时。

三诊：2013年7月14日。两侧足心发热消失。

【按语】足心发热为五心烦热之一，内服药物疗效不佳，且颇费周折。外治之法殊途同归，配合内服立竿见影。

疏肝法治疗周身疼痛1个月案

贾某，女，44岁。初诊：2018年3月21日。

近1个月因照顾生病家属出现全身酸痛，寐中易出现手指关节麻痹。嗳气、泛酸，多梦，入睡困难，二便调。平素月经周期30天，经期7天。末次月经3月15日来潮，量多，夹血块，有痛经，可忍受，经前乳房胀痛，经期腰酸。生育史：2-0-2-2。

辅助检查：2017年9月5日B超：子宫三径之和18.7cm，子宫肌瘤11mm×7mm×11mm，两侧乳腺小叶增生，左侧乳腺结节BI-RADSⅡ类。舌淡红，苔薄白，脉细。

中医诊断： 痹证（气滞血瘀）。

治法： 疏肝行气，活血止痛。

方药： 柴胡疏肝散加味。

柴胡10g，炒枳壳10g，川芎5g，香附10g，陈皮9g，炒白芍10g，甘草5g，郁金10g，姜黄10g，合欢皮30g，丝瓜络10g，7剂。

二诊： 2018年3月28日。身痛减轻，嗳气、乳胀好转，舌脉如上。

方药: 守上方, 去合欢皮, 加苏梗15g, 7剂。

三诊: 2018年4月4日。上症好转, 舌脉如上。

方药: 丹栀逍遥散加味。

牡丹皮10g, 炒栀子10g, 当归9g, 炒白芍10g, 柴胡10g, 甘草5g, 薄荷5g, 茯苓10g, 炒白术10g, 预知子10g, 郁金10g, 7剂。

四诊: 2017年4月11日。全身疼痛消除, 胃胀嗳气难, 舌脉如上。

方药: 香苏散合越鞠丸加味。

香附10g, 紫苏叶9g, 陈皮9g, 甘草5g, 川芎6g, 炒苍术9g, 炒栀子5g, 建曲10g, 甘松10g, 佛手10g, 7剂。

【按语】疏肝法治疗周身疼痛的报导甚为少见, 其原理是肝主筋, 疏理肝气, 可使气血流通, 筋得伸养, 而疼痛缓解。

内服外治肩背部放射性疼痛20年案

孙某, 女, 44岁。初诊: 2017年11月10日。

因"中药调理助孕"就诊，自诉20年前因斗殴受伤，现仍遗留第六胸椎左侧旁开3寸处一点疼痛，呈线状向下部行走，至胁下，至丹田止，每当发作即觉全身倦怠乏力。舌淡红，苔薄白，脉细。

中医诊断: 肩背疼痛（瘀血阻滞）。

治法: 活血化瘀，通经止痛。

方药: 制乳香5g，制没药5g，鸡血藤30g，羌活10g，威灵仙10g，当归10g，川芎10g，降香6g，青皮10g，延胡索10g，忍冬藤15g，丝瓜络15g，乌药10g，7剂。

在背局部触及一食指粗条索状隆起物，予以点压按摩5分钟，患者感到酸、痛、舒服，局部拔罐10分钟。

二诊: 2017年11月17日。上述症状明显减轻。未来就诊，带药治疗。

方药: 守上方，7剂。

三诊: 2017年11月24日。上述症状继续减轻。

方药: 守上方，加白芥子5g，7剂。

四诊: 2017年12月1日。除背部患处微酸之外，其余症状均已消失。

方药: 守上方, 去乌药, 加秦艽10g, 7剂。

局部点压按摩, 拔罐。

【按语】背部瘀血阻滞疼痛, 采用内服活血化瘀中药, 局部点压按摩、外加拔罐, 三管齐下, 终使病去痛除。不拘一法是该案成功的关键。

当归四逆汤煎水浸手治外伤手厥冷半年案

易某, 女, 29岁。初诊: 2020年8月25日。

2020年3月10日, 患者家庭装修, 因意外跌倒, 右侧前臂及手被机器绞轧伤, 致右手外伤、右小指不全离断, 遂于全麻下行清创, 取同侧前臂静脉移植修复环指桡侧指动脉, 修复桡侧指神经、掌指关节囊修复、前臂尺桡骨骨折内固定+肌腱神经修复+小指残端局部皮瓣修复术。现手术恢复良好, 手指活动尚可, 但仍较僵硬, 感觉患肢冰冷刺骨, 时值盛夏一直需要戴手套保暖。触摸患手, 皮温明显较低。她咨询当时的手术医师,医师告诉她，患手厥冷的情形可能要维持一辈子。舌淡江，苔薄白，脉细。

中医诊断：手厥冷（外伤）。

治法：温通经脉。

方药：当归四逆汤加味。

当归20g，桂枝15g，炒白芍10g，细辛5g，通草5g，炙甘草6g，淡附片15g，制乳香12g，制没药12g，葱白10条，鸡血藤30g，7剂。水煎泡手。

二诊：2020年9月1日。患者诉用药3日后，手指温度正常，取下手套，已不觉冷。触摸患手，皮温已经正常，与左手没有异样。

【按语】《伤寒论》称："手足厥寒，脉细欲绝者，当归四逆汤主之。"其中的"手足厥寒"与"脉细欲绝"互为因果，即寒邪入侵，"手足厥寒"，导致"脉细欲绝"；"脉细欲绝"，气血不养，导致"手足厥寒"。当归四逆汤具有温经散寒、养血通脉的功效，内服、外用，均可取效，而外用则更为直接，疗效亦更佳。

内服泡脚治足底刺痛1个月案

沈某，女，44岁。初诊：2021年10月8日。

患者1个月前足底部针刺样疼痛，伴肩背酸痛，睡眠多梦，纳可，二便调。舌淡红，苔薄白，脉细。

中医诊断：足底痛（肾虚血瘀）。

治法：补肾通络，活血止痛。

方药：骨碎补15g，续断20g，制乳香20g，制没药20g，鸡血藤45g，延胡索20g，威灵仙15g，7剂。水煎泡脚。

金匮肾气丸，一次5g，一日2次。

二诊：2021年11月3日。泡脚、服药4天后，足底部针刺样疼痛消失。

【按语】足底为肢之末，内服之药虽然可达，亦为强弩之末，故浴脚可起直接作用，收效颇速。

内服泡脚治拇趾寒冷20年案

林某，女，44岁。初诊：2014年6月4日。

因"更年期综合征"初诊。患者20年前天寒时，偷渡意大利，因下半身趟水来不及拭干长达10小时，此后反复出现足心温暖，两拇趾冰冷多汗，平素天热时仍需穿棉鞋、厚袜。阵发潮热身冷。末次月经5月4日来潮。舌淡红，苔薄白，脉细。

中医诊断：绝经前后诸症（阴虚阳亢），趾冷（寒湿）。

西医诊断：围绝经期综合征。

治法：平肝潜阳，温经通脉。

方药：加减镇肝息风汤（自拟方）。

生龙骨30g，生牡蛎30g，生龟甲12g，生鳖甲12g，怀牛膝15g，代赭石15g，天冬12g，玄参12g，生白芍15g，浮小麦15g，白薇12g，生地黄12g，7剂。水煎2次，内服。

另：吴茱萸15g，淡附片30g，3剂。水煎3次，合药液，趁热泡脚，不计时。

二诊：2014年6月12日。大拇趾冰冷已除，身冷、身热亦消，舌脉如上。

方药：内服药守上方加糯稻根20g，熟地黄12g，7剂。

外洗方同上。

【按语】王冰说："四末，谓四支也。"四肢称四末，拇趾则为末中之末。拇趾冰冷，服药犹鞭长莫及；热药浸泡，则直达病所，取效迅捷。

煎药泡脚治外伤足冷痛1个月案

沈某，女，44岁。初诊：2020年10月27日。

9月27日，患者因滑雪跌倒致左膝受伤，不能弯曲，疼痛较剧，敷如意金黄膏后症状未见明显好转。当天夜间肿痛明显，次日至医院就诊。核磁共振检查：左腿内侧副韧带损伤，邻近滑膜囊增厚，左膝关节退行性变变，左髌上囊、关节腔积液。予手法复位、口服伤科药物和消肿止痛药物治疗，以及卧床休息后疼痛稍减轻，但仍肿胀明显，骑电动车上下班用棉被遮挡，仍觉寒风刺骨。10月15日起，左腿冷痛明显，用电吹风吹热风后减轻；10月16日，在针灸科针灸及关节腔放液，肿胀减轻；10月17日，普通针刺加电针；10月18日，针灸后冷痛明显好转，因月经来潮停用针灸而冷痛再发；10月20日停敷金黄膏，用白酒调和接骨粉外擦及艾草泡脚，症状无改善，每天戴护膝、穿两条长裤和棉鞋，仍觉寒冷至骨。现左下肢冷痛明显，膝关节酸痛，足趾不温。舌淡红，苔薄白，脉细。

中医诊断： 下肢冷痛（寒凝血瘀）。

治法： 温经散寒，活血化瘀。

方药： 桂枝20g，细辛15g，制川乌10g，干姜10g，鸡血藤50g，延胡索10g，制乳香15g，制没药15g，威灵仙15g，丝瓜络20g，3剂。

上方水煎3次，在高筒雨靴内放入大塑料袋，伸腿入袋中，再倒入煎好水温适度的药汁过膝，温度降低即换，不拘时间、次数。

二诊：2020年10月30日。用药1剂后，患腿冷酸疼痛明显好转，关节活动障碍减轻，冷痛十去其七。3剂药后，患腿酸冷疼痛续减，范围缩小至小腿及踝部，今已弃用护膝。

方药： 守上方加白芥子10g，黄酒50mL，3剂。用法同上。

三诊： 2020年11月16日。上方用药完毕，自行配上方外洗1周，左下肢冷痛已经消失。

【按语】该案妙在中药煎汁泡脚，更妙者为高筒雨靴作为泡脚的工具。

湿敷治虫咬性皮炎案

潘某，女，12岁。初诊：2021年5月29日。

患者1天前在校读书，右手肘部突发红、肿、热、痒，面积达6cm×6cm大小。

中医诊断： 无名肿毒（热毒）。

西医诊断： 虫咬性皮炎。

治法： 清热解毒，祛风止痒。

方药： 野菊花50g，银花30g，蒲公英50g，紫花地丁50g，黄柏30g，白鲜皮50g，5剂。

水煎湿敷。

二诊：2021年6月3日。湿敷至6月3日，右手肘部红、肿、热、痒全部消除。

【按语】虫咬性皮炎属于热毒所致，可以选用清热解毒类药物水煎湿敷。

煎药泡脚治疗足癣20天案

周某，女，30岁。初诊：2010年7月14日。

患者右足小趾及无名趾发现足癣20多天，局部起疱，瘙痒，渗水，脱皮。

中医诊断：足癣（湿热）。

治法：清热燥湿止痒。

方药：二龙漏痒汤（自拟方）加知母。

龙葵30g，龙胆草15g，苦参30g，苦楝皮20g，黄柏20g，白鲜皮20g，地肤子20g，苍耳子20g，蛇床子30g，知母30g，7剂。

水煎3次，合药液，凉后浸足。

二诊：2010年7月27日。足癣已愈。

方药：守上方，续用7剂。

【按语】体外纸片法试验结果表明，100%知母水煎液对白色念珠菌有抑制作用，抑菌圈为10mm。体外试管法试验结果显示，30%的知母水煎液对10种皮肤毛癣菌有抑制作用。

煎药泡手治鹅掌风17年案

张某，女，42岁。初诊：2021年2月25日。

因"右手鹅掌风17年"就诊。患者从事制作开关工作10余年，右手经常接触金属铜件，刚开始出现水疱伴瘙痒，日久皮肤粗糙变硬，干裂蜕皮。就诊时，局部皮肤不痒，食指、小拇指掌面皮肤及掌根部皮肤增厚、皲裂、脱皮，触摸局部皮肤干燥、粗糙、变硬。

中医诊断：鹅掌风（湿热阻络）。

西医诊断: 手癣。

治法: 清湿热, 通络。

方药: 苦楝子30g, 路路通30g, 槟榔20g, 7剂, 水煎泡手。

二诊: 2021年3月4日。患者没有认真按医嘱用药, 8天总共才泡了5次, 但已明显改善。

方药: 守上方, 4剂, 方法同上。

三诊: 2021年3月11日。右手皮肤病变续见好转。

方药: 守上方, 4剂, 方法同上。

四诊: 2021年3月18日。用药期间上症续见好转, 近两日停药后局部有脱屑现象。

方药: 守上方, 7剂, 方法同上。

【按语】鹅掌风属于手癣, 是真菌感染引起的一种皮肤疾病。苦楝子、路路通、槟榔均具有抑制真菌的作用。

推拿法治疗小儿腹泻慢惊案

刘某, 男婴, 7.5个月。初诊: 1972年5月31日。

慢性腹泻5个月, 随时排泄稀便, 一日不计其数, 水谷不分，吃啥拉啥。腹部膨大，脐稍突，睡眠时遇声音辄惊醒，睡中双目不能完全闭合。曾自服参苓白术散、启脾丸、胖得生、肥儿丸、乳酶生、食母生等药无效。身体状况尚好。

治疗：推拿补脾土300次，推三关300次，推大肠200次，补肺金300次，运土入水15次，揉中脘、神阙各2分钟，按脾、胃俞各10次，推上七节200次，揉龟尾300次，捏脊5次，按肩井5次。

二诊：1972年6月2日。治疗已经见效，大便次数减少。

治疗：方法同上，加揉百会穴。

三诊：1972年6月3日。疗效显著，白天排便次数减少至2次、稍稀，睡眠中发惊已不显著。

治疗：同上。

三诊：1972年6月5日。6月4日排便1次，6月5日排便2次，大便较前变稠，无水谷不分现象。慢惊现象大有好转。其母亲欲喂饽饽，被我制止。

治疗：同上。

四诊：1972年6月6日。大便保持一日2次，早上大便正常，晚上稍稀。感受风邪，出现荨麻疹，发热。脉数。

治疗：针刺双侧天枢、双侧足三里、双侧曲池、双侧血海穴。

五诊：1972年6月7日。外感已愈，大便日解1次，完全正常；不再发惊。继续治疗，以巩固疗效。

治疗：同5月31日。

【按语】小儿推拿是疗效可靠，广受家长喜爱，没有任何副作用，无须用药的治疗方法，颇值得推而广之。

天雄散加味治疗阳强1周案

周某，男，43岁。初诊：1993年5月7日。

患者生性胆怯，清癯言微，视欲为嚼蜡。一周来突发性欲亢奋难耐，阳强不倒，一夜需过2次性生活，甚觉恐惧，苦不堪言。溲频清长，身冷、脐腹绞痛、喜温喜按，乏力，大便不坚。舌淡红，苔薄白，脉细。

中医诊断: 阳强(肾阳亏虚)。

西医诊断: 性功能亢进。

治法: 温补命火,引火归原。

方药: 天雄散加味。

淡附片8g,桂枝6g,龙骨12g,白术10g,巴戟肉12g,菟丝子15g,乌药6g,小茴香3g,淫羊藿12g,荔枝核10g,桑螵蛸12g,益智仁10g,3剂。

二诊: 1993年5月10日。药后阳强已平,腹痛减轻,小便次数减少。舌脉如上。

方药: 淡附片8g,巴戟肉10g,菟丝子15g,益智仁10g,乌药6g,山药15g,桑螵蛸12g,淫羊藿12g,莲须15g,芡实20g,鸡内金6g,煅龙骨12g,5剂。

【按语】阳强用温药,属于反治之法。虚阳亢奋,必用阳药收翕之。《金匮要略浅注》按:"天雄药铺无真,当以大附子代之。天雄散一派温热,用之对证,效如桴鼓;用之有缪,犹抱薪救火。"

四逆散治疗阳痿3年案

李某,男,31岁。初诊:2015年4月8日。

3年前出现阴茎不能勃起,性生活时有严重心理障碍,思想负担重。作息时间规律,纳可,寐安,二便调。否认吸烟、饮酒史。舌淡红,苔薄白,脉细。

中医诊断: 阳痿(肝郁气滞)。

西医诊断: 性功能障碍。

治法: 疏肝解郁。

方药: 四逆散加味。

柴胡10g,炒白芍10g,枳壳10g,炙甘草5g,刺蒺藜20g,路路通10g,郁金10g,玫瑰花10g,预知子10g,7剂。

二诊: 2015年4月27日。阳痿情况明显改善,勃起时间持续20分钟,已成功性生活2次。偶有晨起腰酸。舌脉如上。

方药: 守上方,7剂。

【按语】除了器质性病变引起的性功能障碍之外，功能性障碍者多与心理因素有关，故国外该病都就诊于心理科。该案属于《素问·痿论》的"宗筋弛纵，发为筋痿"。患者存在严重心理障碍，肝又主筋，故治疗从疏肝入手，选用四逆散加味治疗。